大数据驱动的
医疗保障政策评估

原理与应用

刘凯 著

U0276534

上海三联书店

献给小儿君君和他伟大的妈妈！

序　言

　　政策有效果吗？这是一个公共政策、经济学、政治学等多领域学者共同关心的问题。围绕对这个问题的探索，社会科学领域产生了一个政策评估研究热潮。在我国，政策评估研究的崛起得益于推进国家治理现代化进程中所形成的丰富试验场。一方面，本着"以人民为中心"的立场，党和政府在经济社会各领域制定并推行了诸多政策措施，推动经济社会高质量发展。在实验主义思维和分级治理结构的影响下，各地从零到一、由少到多地采取了迥异的执行措施，这为政策评估提供了天然的自然实验场景。另一方面，现代社会科学的实证转向深刻影响了决策者的治理思维，以证据为基础的政策制定（Evidence-Based Policy Making）逐渐成为国家治理现代化的核心命题之一。通过严格评估政策实施的效果，以此进一步完善既有政策，有助于建立良性的政策反馈环（Policy Feedback Loop）。

　　尽管政策评估领域已经诞生了多种多样的分析和评估方法，但仍存在一个难题——政策存在巨大的区域差异，如何准确记录和分析？近年来，大数据技术的快速发展对这个难题提供了一个两阶段的解决方案：在政策收集阶段，研究者可以通过大数据技术自动化采集各地的政策文本，建成一个政策全集（而非代表性样本）；在政策分析阶段，可以通过自然语言处理技术精准记录各地差异化的政策举措，识别文本背后的政策意图。本书即是在这个思路的基础上创作的。本书以医疗保障政策评估为例，结合大数据技术建立了一套医疗政策数据库，采用自动文本挖掘技术识别了各地不同的医保政策，并结合微观调查数据库对各地的政策进行评估。

本书共分为九章。第一章为绪论，提出了主流政策评估研究中存在的政策测量问题，并结合大数据技术的发展趋势，探索政策测量问题的解决方案，以此设定本书的研究目标。

第二章至第四章为"原理篇"，旨在发展一种基于文本挖掘的新型政策测量方法，并从方法论、政策文本收集和编码方法、政策分析框架等角度详细刻画该测量方法的理论机理和操作方案。其中，第二章回顾了政策评估中的方法论和测量议题，系统比较了行为主义方法论和制度主义方法论，分析了政策评估中行为主义方法论盛行的原因。在此基础上，识别三种政策测量方法——微观测量、简化测量和综合测量，并比较不同政策测量方法的优缺点。第三章提供了政策文本收集和编码的具体方法，记录了本书所用到的医疗政策数据库的建设方案，提出两套政策编码方法——关键词编码和语句编码，并综合运用人工编码和机器编码，为政策变量的生成及后续政策评估提供数据基础。第四章结合医疗保障制度的特点以及我国医疗保障制度的演变规律，提出了一个"扩容型-约束型"的政策分析框架，并结合自行建立的医疗政策数据库，对我国医保政策的类型及地区差异开展了初步分析。

第五章至第八章为"应用篇"，结合四个实证研究，将"原理篇"部分所发展出的新型政策测量方法应用到实际的政策评估中。其中，第五、六、七章采用关键词编码方法测量政策，第八章采用基于机器学习的语句编码方法测量政策。具体而言，第五章检验了多重医疗卫生体制改革对低收入家庭灾难性医疗开支的影响,通过将医疗筹资、医疗服务递送和药品领域的多重改革策略加以分类和测量,评估不同领域的扩容型和约束型政策及其协同机制对缓解低收入家庭灾难性医疗开支的政策效应。本章的英文版本于 2021 年发表在《Social Science & Medicine》第 285 期。第六章以职工医保为例,测量了扩容型政策和约束型政策在地市级层面的区域差异,并评估了这些区域差异化的医保政策及其协同机制对自付医疗支出的影响。本章的英文版本于 2023 年发表在《Health Policy and Planning》第 38 卷第 1 期。第七章将第二章提出的三种政策测量方法加以实证应用和比较,以职工医保和自付医疗费用的关系为例,识别不同政策测量方法所导致的政策评估效果差异。第八章将新型政策测量方法应用到医保支付方式改革的评估中,通过识别各地推行总额预付、单病种付费、按疾病诊断相关分组付费、按人头付费、按床日付费等预付制支付方式的政策力度,检验了多种支付方式改革及其协同机制对个体自付医疗开支的影响。

第九章为总结与展望,从政策评估方法论、政策测量层次和政策机制挖掘等方面总结了基于文本挖掘的新型政策测量方法的应用价值。本章还对医疗政策数据库在公立医院改革、药品价格改革等其他医疗卫生相关研究领域的应用进行了探讨,对大数据驱动的政策测量方法在养老保障、长期护理、反贫困等诸多社会政策领域的进一步发展和应用进行了展望。

本书的写作契机始于 2018 年。彼时,我正在致力于突破一个研究难题。一方面,我在博士训练期间学习了大量社会政策理论,这些理论可为实证研究提供丰富的概念和假设;另一方面,在实际开展研究的过程中,却又深感理论和数据之间存在巨大的鸿沟,很多理论概念难以直接进行测量和操作化。尤其是在开展政策评估研究时,所得到的结果往往会受到公共政策学者的批评，主要表现为政策分析的简单化、脱离实际情境等问题。2018年春季的一个傍晚，我在人民大学的教室里聆听了清华大学孟天广教授的大数据讲座。孟老师结合自身丰富的研究经历，讲授了大数据未来应用于社会科学各领域的可能性，这给了我极大的启发。既然大数据技术带来前所未有的工具性便利，何不建立一套政策数据库来解决政策分析难题呢？有了这个想法，我便迅速着手，在人大信息学院苏国林、陕杰才等同学的帮助下，用两年多时间建设了一套医疗政策数据库，并在接下来的几年尝试开展相关政策分析和政策评估研究。

在本书成书过程中，我得益于诸多前辈、合作者和学生的热心帮助。作为我国医疗保障研究领域的资深学者，中国人民大学仇雨临教授多年来始终给予我热心、宽容和启发式的帮助，本书所涉及的诸多理论观点得益于和仇老师的讨论。哈佛大学的卢春玲教授在我访学期间及之后和我开展多项合作，她用宏大的全球健康视野为我拓展了研究宽度，并用严谨的研究精神提醒我在科研方面要始终保持审慎态度。香港科技大学的和经纬教授以深刻的公共政策视角帮助我将研究推进一大步，令我体会到公共政策研究的想象力。本书的成书过程还受到了王天宇、白晨、刘铃锐、李梦婷、王燊成、王强、王昭茜、Richard Frank 等老师的启发或帮助。在医疗政策数据库的建设过程中，尚丽源、刘泽龙、张倩、刘文婷、赵媛、郑培苗、谭敏、赵双雨、朱秋麒、吴潇、罗垚等同学提供了卓有成效的助研工作。在此，我向这些良师益友表达衷心的感谢！

刘凯

2023 年 5 月于人民大学

目　录

/ 原理篇 /

/ 应用篇 /

第一章

绪　论

在推进国家治理体系和能力现代化的进程中,决策机制的科学化被提上日程。科学的决策机制不仅指向政策制定的科学化,还要求政策评估的科学化;后者为前者提供工具性依据,是科学决策的重要维度,是精准施政的前提,也是提升治理能力的必要路径。在政策评估科学化的进程中,一种重要走向是评估方法实证化,从仅凭决策者的历史经验和主观判断转向对实证数据的采集和分析,从局部的抽样调查转向对宏观政策及微观效果的全面审视。如何将宏观政策和微观调查数据进行匹配,整合政策分析和个体分析,综合考虑政策规范和人民实际的获得感,是政策评估科学化的重要议题。

上世纪 90 年代以来,我国经济社会体制发生了深刻变化,在经济高速增长的同时,各类民生问题也在不断累积。为了应对民生问题带来的重大挑战,我国政府连续出台了一系列社会政策,涵盖医疗、养老、贫困、就业、教育等诸多领域。科学合理地评估各领域社会政策改革的实际效果,是为民生事业高质量发展提供扎实经验证据和针对性政策建议的重要前提。作为社会政策的子系统,医疗保障政策旨在分摊人们患病时发生的医疗费用风险,促进医疗服务利用,提升健康水平，从而助力健康中国建设。什么样的医疗保障政策能缓解"看病难、看病贵"问题，实现最优的政策效果？对这一重大问题的回答需要建立在科学的政策评估的基础上。

我国现行的医疗保障制度经历了多次重大调整和改革。中央政府分别于 1998 年、2003 年和 2007 年建立了城镇职工基本医疗保险（职工医保）、新型农村合作医疗（新农合）和城镇居民基本医疗保险（城镇居民医保）制度。三大制度经历了快速扩面阶段，截至 2018 年合计覆盖 96.33％的人口。此外，医疗救助制度于 2003 年和 2005 年分别在农村和城市开展试点，并于 2009 年完成城乡统筹，重在缓解城乡低收入群体的就医负担。从 2016 年起，针对城乡居民分别设立的新农合和城镇居民医保制度开始进行整合，合并为统一的城乡居民基本医疗保险制度（城乡居民医保）。同时，医疗保障制度是医疗卫生体制的重要组成部分。2009 年，我国启动了新一轮医疗卫生体制改革，将医疗保障制度作为新医改的四个支柱之一。2016 年，我国印发《"健康中国 2030"规划纲要》，指出应继续深化医药卫生体制改革，形成具有中国特色、促进全民健康的制度体系。2018 年，国家成立了国家医疗保障局，整合了人社部的职工医保、居民医保及生育保险职责，卫健委的新农合职责，发改委的药品和医疗服务价格管理职责，以及民政部的医疗救助职责，进一步集中了医疗保障事务的治理权限。2020 年，中共中央、国务院出台《关于深化医疗保障制度改革的意见》，进一步完善了医疗保障顶层设计。2022 年，党的二十大报告提出"健全覆盖全民、统筹城乡、公平统一、安全规范、可持续的多层次社会保障体系"。目前，我国已形成了以基本医疗保险为主体、城乡医疗救助为托底、医疗保险和商业健康保障等其他多种形式为补充的多层次体系（仇雨临和王昭茜，2019）。全民医保的建制目标基本实现。

　　尽管如此,医疗保障的政策效果仍未达到最优状态,突出表现在医疗保障对于控制医疗费用持续上涨、缓解人们就医负担的政策效应难以充分发挥。2000 至 2017 年,我国人均医疗卫生开支的年增长率达到 17.68%,近三倍于世界平均水平(WHO, 2018);全民医保的三大支柱(职工医保、城居医保、新农合)面临日益严峻的支付压力;加之人口持续老化、经济增速放缓等问题的挑战,使得医疗保障制度的可持续性面临着严峻考验。为何医疗保障覆盖面和医疗费用呈现一种"双增"趋势? 如何看待全民参保和医疗费用快速增长的关系? 医疗保障缓解了人们的看病负担吗? 对这些问题的回答都依赖于科学合理的实证研究和政策评估。

一、政策评估的主流模式及其问题

　　为了评估政策的影响,研究者需要建立一个实验或准实验框架,并捕捉三个基本要素:政策干预、结果指标以及二者之间的因果关系(Angrist and Pischke, 2009; Khandker et al., 2010)。目前,大量的政策评估研究集中关注第二个和第三个要素。在设计结果指标时,已有研究评估了政策对各种潜在结果(例如健康领域的医疗服务利用、医疗支出、病人满意度、临床结果、健康不平等和药品价格等)的影响(Aggarwal, 2010; Aryeetey et al., 2016; Baicker et al., 2013a; Duggan and Morton, 2010; Finkelstein, 2007; King et al., 2009; Wagstaff and Lindelow, 2008)。在推断因果关系时,已有研究集中关注了识别政策效应时的内生性、选择偏误和混杂效应等问题,采用各种新型计量经济学方法(例如双重差分法、工具变量法、倾向得分匹配法和断点回归法等)加以解决(Aryeetey et al., 2016; Bernal et al., 2017; Finkelstein, 2007; Liu and Zhao, 2014; Sommers et al.，2012；Wagstaff and Lindelow，2008；Wagstaff et al.，2009）。

　　然而，在测量政策干预时，这些研究通常采用简化的测量方法，使用个人层面的政策覆盖或区域层面的政策实施作为测量政策的代理指标。一类研究对政策进行微观测量，以个人是否参与政策为自变量，通过比较政策参与者和非参与者或个体参与政策前后的结果差异，检验政策对参与者的效应。这种模式具有行为主义方法论色彩，将个体作为基本的分析单位，将集体现象还原为个体行为的集合。另一类研究对政策进行简化测量，以政策是否实施为自变量，通过比较政策实施地区和非实施地区的结果指标，检验政策的实施效果。这种模式具有一定的制度主义方法论色彩，同时关注政策本身的宏观属性及其对个体行为的塑造。这些微观或简化的政策代理指标存在一个问题：由于地方政府自由裁量权的存在，同一项政策在地方实施过程中可能发展出截然不同的政策参数和细节，仅采用微观或简化的测量指标会忽略同一政策在不同地方的地域化内容，导致政策效果的估计仅局限于政策平均效应的识别，但难以识别区域间不同政策力度或内容的异质性效果。其中，基于政策微观测量的评估研究仅仅分析个体参与政策的行为，无法揭示政策运行的宏观机制——以医保政策为例，政策会影响医院、医生和药企等组织或群体的行为激励，改变医疗市场的运行规则，进而间接影响包括未参保者在内的所有人群的就医行为和费用；而基于政策简化测量的评估研究对政策的分析仅限于政策是否或何时实施，未真正展开对复杂政策细节的分析。

　　科学的政策评估要求在测量政策时要全面把握政策特征和细节。然而，各地政策差异极大，即便是同一项全国性政策也存在巨大的区域差异，导致精准的政策测量成为难点。在我国，社会政策的制定和推行具有实验主义和渐进式特征，"以点带面"的增量模式使得各地的具体政策呈现较大差异(Zhu and Zhao, 2021;朱旭峰、赵慧,2016)。作为一种治理机制,中央政府在大规模推行一项政策之前,经常先依托地方试点进行探索,在总结试点经验的基础上再推广全国(Heilmann, 2008;章文光、宋斌斌,2018)。例如,职工医保在设计之初即采用试点推行模式。上世纪90年代经济体制的转型造成依托单位制构建的城镇职工福利体系逐渐解体,进而带来"看病难""看病贵""因病致贫""因病返贫"等诸多社会问题。为了解决这些问题,我国政府开始新的政策探索。在实验主义思维的影响下,国务院于1994年在九江和镇江首先展开职工医保试点,并于1996年将试点扩大到57个城市。在试点经验的基础上,国务院于1998年颁布《关于建立城镇职工基本医疗保险制度的决定》,在全国范围推行职工医保制度。职工医保随即迅速在各地扩散,于2003年完成区域全覆盖。除了试点推行模式造成的政策地区差异,民生事业的分级治理也加大了各地政策的差异。即便全国推广同一项政策,各地也囿于自身的经济发展水平、财政水平和府际关系考量,推出迥异的政策措施(陈那波、蔡荣,2017;吴怡频、陆简,2018)。"因地制宜的分级制实验"治理模式(Tsai and Dean, 2014)给政策评估带来极大挑战,也对评估方法论提出更高要求。

综上,传统的政策评估研究往往忽略了实验主义治理和分级治理背景下的政策复杂性,对政策的测量方式过于简单,导致宏观政策分析和微观个体分析的错配。无论是政策微观测量还是政策简化测量,均存在忽视地方差异化政策细节和复杂政策过程的问题。此外,对政策进行微观测量还可能导致对政策宏观运行机制的忽视或低估,而简化测量则有碍于政策具体作用机制的分解和廓清。

二、政策测量问题的解决方案

只有对政策进行更为细致地综合测量,将宏观政策分析和微观个体分析真正整合起来,才能更清晰地识别各地差异化政策供给作用于个体行为的机制,为实验主义治理下的政策改革提供更有针对性的建议。这首先要求建立一套历时性的、覆盖各层级政府的政策数据库,并在此基础上开展精准的政策测量。

近年来,大数据技术的发展和互联网政务公开使得对多层级政府政策的批量收集和量化分析成为可能。"大数据"(Big data)概念最早出现于 1998 年《Science》杂志刊载的《大数据的处理程序》一文。此后,《Nature》杂志于 2008 年出版"大数据"专刊。短短十数年,大数据浪潮以人们难以想象的速度和让人始料未及的方式袭来(王天思,2016)。"大数据"概念是互联网时代的产物,强调对海量、高速增长和多样化的数据的新处理模式。数据的爆发式增长催生了新一代信息技术和服务业态,通过对数量巨大、来源分散、格式多样的数据进行采集存储和关联分析,有助于从中发现新知识、创造新价值、提升新能力,从而为各领域带来更强的决策力、洞察力和流程优化力。

大数据技术的发展还推动了计算社会科学的产生。2009 年,David Lazer 等 15 位学者在《Science》上联合发文,提出计算社会科学(Computational Social Science)的概念(Lazer et al., 2009)。同年,哈佛大学的 Gary King 在展望政治学的未来 50 年时预言,随着大数据的出现和使用,整个社会科学研究的实证基础将会出现重大变化,甚至会加速定性与定量研究的大融合(King, 2009)。计算社会科学被视为一门新兴的社会科学领域,通过利用计算技术在前所未有的深度和广度上自动地收集和分析数据,进而研究社会的运行规律和发展趋势。大数据为社会科学提供了规模巨大的数据信息，并极大地影响了社会科学的实证研究范式。大数据挖掘有利于社会科学研究系统观察并全面掌握复杂的行为模式，能够避免传统统计数据下研究者的主观臆断，提高社会科学研究的客观性、准确性、真实性与科学性（陈云松等，2020）。近年来，伴随着互联网与大数据技术的不断演进，国内外利用大数据开展的实证研究也迅速发展。学者关注大数据在公共服务、教育教学、社会经济、图书馆情报、社会治理、价值链管理、新闻媒体等多领域的应用，从多元的角度对社会科学领域中的具体问题进行了分析（向运华、王晓慧，2019）。

大数据技术的出现和计算社会科学的发展为政策评估提供了新的思路和方法。一方面，日渐成熟的网络爬虫技术可以为政策分析和测量提供新的数据源，使得对于多层级政府政策的获取成为可能。传统的政策评估多基于微观层面的入户调查数据。这种数据并非反映社会行为的实时且原始的印迹数据，而是一种事后的拟态数据，是研究者通过某种研究设计去观测和捕捉的结果，因此数据的形成高度依赖于研究设计以及研究对象对研究设计的反应（冯仕政，2016）。与之相比，大数据是一种实态数据，其内涵十分丰富，除了包括传统的"结构化"数据外，也包括文本、图片、视频等"非结构化"数据，不仅规模巨大，而且种类繁多复杂，具有实时性强、结构复杂、价值密度低以及可靠真实等特征（范如国，2018）。大数据的形成与研究者的意图是相互独立的，不存在相互反馈。大数据正在推动社会科学研究从有限检验转向仿真实验，从"小数据"验证逻辑转向"大数据"发现逻辑（黄欣卓，2019）。在互联网上，人们所搜集或观测的数据基本可归类为行为踪迹数据与日志数据两类。在日志数据中，网络文本是一种重要类型，逐渐开始进入社会科学研究的视野。近几年来，通过网络爬虫或人工爬取建立政策文本库的研究已经开始出现，部分研究者采集了中央政府出台的医疗政策(王家合、赵喆、和经纬,2020)、新冠疫情防控政策(Debnath and Bardhan,2020)、闲置土地治理政策(王宏新、邵俊霖、张文杰,2017)、政府和社会资本合作政策(陈玲、李丹,2017)、省级政府的涉农政策(刘河庆、梁玉成,2021)、政府工作报告(李娉、杨宏山,2020)等政策文本,抑或是人民网地方领导留言板等类政策文本(Jiang, Meng and Zhang, 2019; Meng and Huang, 2019)。

另一方面,文本挖掘技术的发展为政策分析和测量提供了新的方法,使得对于政策的综合测量成为可能。由于政策文本以文字的形式呈现,如何将文字背后的政策意图提炼出来便成为分析的重点,这涉及到自然语言处理技术的应用。研究者通过自然语言处理技术获取和处理大数据,力求达到分类与聚类、关联分析、因果推论与信息呈现等目的。其中,文本挖掘技术被广泛使用,研究者在经典的文本分词、分类、相似度计算、词频分析等文本算法的基础上,尝试以定量的方式将日常的文本表达与理论概念相对接(孙秀林、陈华珊,2016)。研究者利用语料库的文字数据可以分析梳理某一学科或某一研究问题的发展轨迹、理论流派、领域热点等,揭示一些鲜为人知或饶有趣味的趋势和现象(Michel et al., 2010;陈云松,2015);或基于相关案例和文本资料,构建社会网络关系结构,对行为发生者或研究对象的相关关系进行分析等(康伟、陈波,2020;陈迎欣等,2020)。目前,在社会科学研究中较为常用的文本挖掘技术包括关键词分析(陈云松,2015;李娉、杨宏山,2020)、隐主题模型(Debnath and Bardhan, 2020; Ovadek, Lampach and Dyevre, 2020;孟天广、郑思尧,2017)、情感分析(Sun et al., 2020)、朴素贝叶斯、支持向量机和决策树(孟天广,2018;李莉、孟天广,2019;胡安宁、吴晓刚、陈云松,2021)等。

综上,大数据技术的发展可为政策评估的推进提供新的数据源和分析工具。利用网络爬虫技术建立一套历时性的、覆盖各层级政府部门的、可动态更新的政策数据库,在此基础上开展政策文本挖掘,对于促进政策评估科学化具有重要意义。

三、本书的研究目标和意义

本书将以医疗保障政策评估为例,发展一个综合的评估方法论框架,探索一种全新的政策测量方法;在此基础上,将新型政策测量方法应用到政策评估中,同时开展宏观政策分析和微观个体分析,评估医保政策的效果。具体而言,本书建立了一套覆盖中央、省级和地市级三级政府的医疗政策数据库,并在地市级层面展开政策分析,通过文本挖掘技术对各地的医疗保障政策进行综合测量;进而将政策数据和调查数据相匹配,以个体医疗费用为因变量,评估医保政策对于控制医疗费用增长的政策效应。

本书有如下三个研究目标。第一,将宏观政策分析和微观个体分析结合起来,实现政策评估领域的方法论创新和突破,构建符合政策评估一般规律的方法论框架体系。如何将宏观政策分析和微观个体分析真正结合起来,是政策评估科学化的基础。这需要首先建立一个综合的方法论框架,全面审视传统政策评估模式对宏观政策的测量误差。本书以制度主义方法论和行为主义方法论为依托,识别三种政策测量方法并比较其各自的优缺点。其中,行为主义方法论将政策测量简化为个体政策参与,仅从微观层面开展政策评估;而制度主义方法论强调宏观政策分析和微观个体分析的结合,将政策视为一种宏观的制度安排和行动规则,并将其作为主要的自变量来解释个体行为结果。在制度主义方法论的基础上,本书发展了一种基于文本挖掘的新型政策测量方法。政府的行动规则和改革意图体现在政策文本中，使得政策文本成为一种测量政策的良好载体。本书通过网络爬虫技术将各地出台的政策文本汇集成一套政策数据库，并采用一定的文本挖掘技术仔细识别各地差异化的政策意图和导向，从而形成一种不同于政策微观测量和简化测量的新型政策测量方法。本书进一步将这种政策测量方法和政策微观及简化测量的方法进行比较，检视既有政策评估研究存在的政策测量错配问题，分析行为主义评估模式的缺陷，探讨新型政策测量方法的应用价值。

第二，全面发现和总结医保政策的演变规律、发展阶段和地区差异，为开展政策评估奠定经验事实基础。本书建立的医疗政策数据库有助于从政策细节、政策机制、政策过程等角度理解医保政策的历时变化、地区差异和央地差异。在实验主义思维和分级治理策略影响下，尽管中央政府在推动政策改革方面具有绝对权威，但往往只出台指导性意见或方向性规划；具体的政策细节和执行措施一般由地方政府根据自身情况制定，导致各地在具体的政策执行层面存在巨大差异。这要求研究者首先必须对同一政策下不同层级、不同地方、不同部门的具体措施和执行力度开展全面分析。在此基础上开展政策评估，才能更为精准地分析政策效应。在界定政策分析层次时，多数政策研究仅开展了对中央级或省级政策的分析，分析层次过高，没有下沉到对地级市差异化政策的分析。目前，各地的医保统筹层次多设定为市级，市级政府及其医保部门具有一定的自主性，使得医保政策的区域异质性集中体现在市级层面。本书将分析层次界定为地市级，通过分析地市级医保政策，兼顾中央级和省级政策，刻画医保政策的演变规律和区域差异。

第三，科学评估和识别医保政策中不同领域、不同导向、不同时期的改革措施带来的微观结果差异。本书将宏观层面的政策文本数据(大数据)和微观层面的个体调查数据(小数据)结合起来,着力解决传统政策评估模式中对复杂政策效应的误估和模糊化问题,更为细致地评估医保各领域的改革成效和潜在问题。具体来讲,通过对政策数据库进行多维度(领域、改革导向、时期、地区等)的编码和挖掘,评估不同的医保政策对个人医疗费用的影响,并检验不同改革措施之间的协同机制。

本书的研究意义有如下两方面。在理论意义层面,本书有助于探索宏观制度与微观个体的联结机制。制度是一种宏观层面的结构,具有独立性和自主性,并通过一系列复杂的规则设定、预期塑造和认知规范等机制影响微观层面的行动者。在政策评估领域,大部分研究通过分析微观层面个人的政策参与和福利状态的统计关系来估计政策的作用,难以全面反映宏观层面的政策设计和实施,因而割裂了宏观制度和微观个人的联系。本书的理论价值在于将宏观政策分析和微观个体分析真正结合起来,通过探索一种新的政策测量方法,分析政策作用于个体的复杂机制,尝试打开政策机制的黑箱。

在政策意义层面,本书有助于对医疗保障制度的高质量发展提供富有针对性的政策参考依据。新医改以来,我国出台一系列改革措施以提升医疗系统绩效。其中,医疗保障是主要的医疗筹资措施,改革的关键在于建立起医保战略性购买功能,从而减少资源浪费,缓解"看病难、看病贵"等社会问题。为此,政府通过强化政府卫生筹资的责任,投入大量资源推动医保发展。国家医疗保障局成立以来,医疗系统治理格局发生深刻变化,医保治理模式初步形成。在持续推进新医改的进程中,有必要建立科学的政策评估体系,开展可量化且精准的政策评估,以此形成严密的政策反馈环,提升医保治理现代化水平。通过仔细识别各地、各领域、各时期的医保政策差异并加以分门别类地评估，可以更有针对性地为医保政策改革提供政策建议。

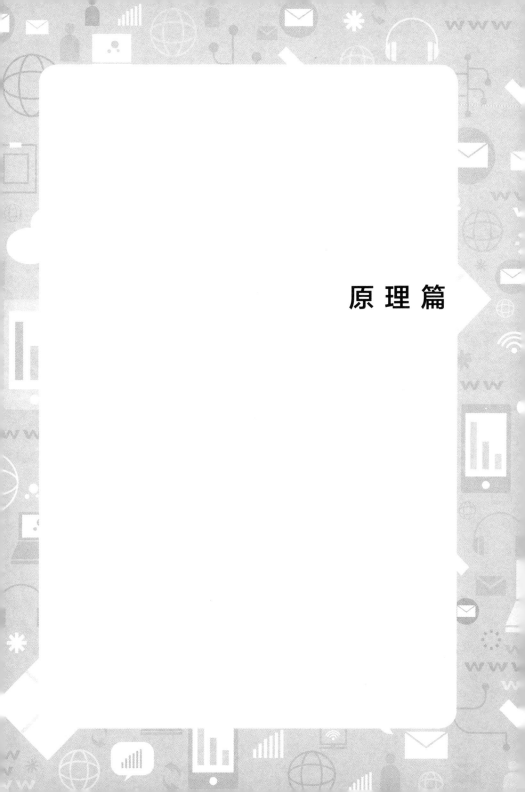

原 理 篇

## 第二章

政策评估中的方法论和
测量议题

政策评估旨在识别两个分析对象——政策干预和个体结果之间的因果关系，其中政策干预属于宏观层次，个体结果属于微观层次。对政策干预的测量是否层次适宜且变异准确，是决定政策评估中因果推论的内外在效度的关键因素。如何真正测量政策本身，是政策评估研究亟待解决的问题，是将宏观政策分析和微观个体分析结合的前提。

如第一章所述，既有政策评估研究往往对政策本身进行微观测量或简化测量，所识别的均非政策本身，因而难以准确估计或分解政策的多维效应。其中，通过个人是否参与政策来测量政策的评估研究具有行为主义方法论色彩，容易忽略政策本身的变化和效应。从制度主义方法论的观点来看，政策不仅通过吸纳个体参与而对个体行为造成直接影响，还会影响政府部门或商业组织的激励、行政和市场机制的运作效率、不同利益群体的互动等中介要素，进而对个体行为产生间接影响。这些复杂机制难以通过识别微观层面个人是否参保的结果效应加以全部识别。只有开展真正的政策分析，通过挖掘政策变量，建立宏观政策变量和微观结果变量的统计关系，才能估计出符合实际的政策效应。

　　本章以政策干预的测量方法为重点，首先探讨制度主义方法论和行为主义方法论的二元分裂，尝试找出政策评估中制度和个人的联结机制；在此基础上，建立一个综合的评估方法论框架，并发展一种不同于传统政策测量方法的新型政策测量方法，将宏观政策分析和微观个体分析结合起来。

一、行为主义方法论和制度主义方法论

　　不同的政策测量方法隐含了对宏观政策和微观个体之间关系的认知差异，背后反映的是行为主义方法论和制度主义方法论的差别。其中，行为主义方法论秉持个体主义认识论，主张以个体行为作为基本分析单位，发展一套以变量精确测量和数理统计模型为核心的分析工具（Riggs et al.，1970；Easton，1985）。制度主义方法论结合个体主义和集体主义认识论，整合制度分析和行动者分析，关注制度对个人行为的塑造；强调制度分析的历时性和完整性，对制度、偏好、行为、结果等要素间的关系提供综合的解释框架（Immergut，1998）。

（一）行为主义方法论

　　行为主义研究形成于 20 世纪初期的心理学领域，并在上世纪 50年代和 60 年代盛行于社会科学各研究领域。在 19 世纪的政治学领域，对于宏观层面的国家、政体或组织的研究盛行，研究者主要从宏观层面出发，研究这些宏观事务或现象本身的运行规律（Easton，1957）。不同于这类"旧制度主义"学派，行为主义学派主张将政治行为作为政治的出发点和政治分析的基本单元（Truman，1951；Immergut，1998）。他们呼吁政治学应从对国家制度、法律、政治权利的性质的研究转向对政治行为的研究,认为一切政治现象都是个体行为的集合并取决于个体的经济性动机,而制度不过是个体行为模式的组合(Isaak, 1985)。Easton(1965)主张以"政治系统"来替代"国家"这一概念,认为"国家"并不能适用于精确的政治分析,而"政治系统"则是"人类社会中有关价值的权威性分配过程的持续的、稳定的、相互联系的行动模式"。基于此,大量对制度的研究文献着眼于微观个人对制度的使用和评价。

行为主义的盛行扩宽了制度研究的范围,但其不足也十分明显。March 和 Olsen(1984)将行为主义的特点总结为:(1)情境主义(Contextualism),倾向于将政治视为社会的一个组成部分和理解社会的附带因素,而忽略国家和制度本身的自主性;(2)简化主义(Reductionism),把宏观政治现象简化为微观现象的加总和汇集,而忽略组织结构和规则的影响;(3)功利主义(Utilitarianism),认为行为是计算自我利益后的结果,而忽视行为嵌入在制度结构并受制于规范的一面;(4)功能主义(Functionalism),认为历史总是有效率的,倾向于将历史视为实现均衡的唯一有效机制,而忽视了历史的多种可能性和无效性;(5)工具主义(Instrumentalism),仅从对资源分配的决策角度来看待政治和政治过程,忽视政治生活中的符号、仪式、认同及其教化意义。Immergut(1998)提出,个体行为的集合未必可以还原集体现象,政治决策并非集体的偏好整合,不能通过偏好整合来分析集体行为的形成机制,且集体偏好与个体选择之间存在偏离。此外,行为主义方法论所倡导的摒除价值观和绝对准确的数理分析,也由于其难以应用于现实问题而备受批判(Ashford, 1977)。

(二) 制度主义方法论

基于对行为主义学派的批判,新制度主义学派于 20 世纪 70 年代后崛起，并在一定程度上改变了社会科学中的行为主义传统（March and Olsen, 1983；Hall and Taylor, 1996）。新制度主义学派认为制度才应该是政治分析的焦点，强调制度本身是一个独立变量，个体行为不足以解释全部的政治现象（Ashford, 1977；March and Olsen, 1984；Immergut, 1998）。制度被重新定义为"嵌入在政治经济的组织结构中的正式和非正式的程序、惯例、规范和习俗"（Hall and Taylor, 1996）。在一系列"把国家找回来"的研究中，研究者将研究重点从个体行为重新带回到国家和组织本身，认为国家在一定程度上是自主的行动者（Skocpol and Amenta, 1986）。作为拥有强大行政能力的权力机构，国家本身即具有推动经济增长、实现社会管理、缓解社会矛盾的能力（Orloff and Skocpol, 1984；Heclo, 1974）。国家制度是政治行为的基础和前提，国家的制度结构和行为对社会运行具有决定性的影响（Nordlinger et al., 1988）。Fligstein(1996)进一步提出，经济行为同样嵌入于社会制度之中，国家和政治力量不仅能维护市场秩序，而且是市场主体的行为倾向和博弈秩序的影响者。

需要注意的是，新制度主义并非与行为主义截然对立，一定程度上是对基于完全理性的行为主义的修正（Nordlinger et al., 1988）。因而新制度主义并没有形成统一的理论体系，而是演化出了以理性选择制度主义、历史制度主义和社会学制度主义为代表的多个流派（Hall and Taylor, 1996）。其中，理性选择制度主义认为制度是一种无处不在的规则，结构性的外在制度构成规则；主张采用计算方式（Calculus approach），认为行动者会在既有制度的规范下策略性地采取工具性自利行为，制度则通过提供协议执行机制、背叛行为惩罚机制等信息，降低其他行动者行为的不确定性。社会学制度主义认为制度不仅包括正式的规则、程序或规范，还包括符号系统、认知规范和道德模板；主张采用文化方式（Cultural approach），认为制度通过"社会适应逻辑"塑造个体的偏好、价值观、身份认同并影响其行为。历史制度主义认为制度是嵌入于政体的组织结构以及正式或非正式的程序、惯例、规范和风俗；强调制度产生时权力的非对称性以及制度变迁时的路径依赖和意外后果。尽管存在诸多理论差异，这些流派仍有一些共识：都强调制度的独立性，呼吁找回政策研究中的国家和制度（Skocpol and Amenta，1986）；都关注制度与行动者的互动，避免旧制度主义范式只见制度或行为主义范式只见行动者的局限。

可见，行为主义方法论和制度主义方法论的关键差异在于对制度本身的独立性和自主性的认知不同。针对一项政策开展评估时，如果研究者以个体参与政策来测量政策干预，通过比较参与和不参与某项政策的人群行为结果差异得出政策效应，那么便隐含了行为主义方法论，即将政策本身还原为个体对政策的参与集合（方法论还原主义）。然而，这种通过个体层次的观测和评估难以还原出政策实施的整体效果。从制度主义方法论出发，政策评估研究应测量政策本身而非个体政策参与。然而，新制度主义研究多为典型的质化研究或规范的理论探讨，注重政策过程而非政策结果（Diermeier，2015）。在政策评估研究中，制度主义方法论并未得到充分体现。

二、政策评估中行为主义方法论盛行的原因

在社会政策评估领域，具有行为主义方法论导向的评估模式仍是主流。大多数研究对政策采取基于个人政策参与的微观测量，将政策分析和个人行为分析割裂开来，将个体通过参与政策导致的结果变化视作政策效应，存在"只见树木（个人）不见森林（政策）"的风险。这种行为主义方法论潮流具有理论层面和实践层面的根源。

在理论层面，社会政策是一种典型的参与型政策，具有鲜明的资格性（Eligibility）特征。社会政策本身的资格属性将人群划分成目标对象和非目标对象，使得相关的评估研究常常将个人参与政策的状态作为测量政策的方式。资格属性及相关的政策参与将社会政策和一般意义的公共政策区分开来。社会政策的资格属性源于其内在的价值负载（Value-laden）特质。社会政策以满足人类需要为目标，通过横向和纵向再分配，帮助人们应对疾病、衰老、失业等风险，保障其生活、教育、医疗等方面的公平待遇。然而，这里涉及到的需要、风险、公平等基本价值理念素有争议，各花入各眼，使得社会政策的准入资格存在选择主义（Selectivism）和普惠主义（Universalism）之争（Gilbert and Terrell, 2013）。选择主义模式追求基本需要满足、机会和过程公平、特定风险控制等价值，认为社会政策应面向特定群体，设定严格的限定资格筛选受益对象。而普惠主义模式强调更高水平需要的满足、结果公平、普遍化社会风险控制等价值，认为社会政策应以公民身份（Citizenship）为准入资格，面向所有公民（Marshall, 1963; Dwyer, 2010）。在现实中，受限于地方政策设计或行政管理水平，很少有完全意义的普惠主义社会政策。即使像教育补贴政策和高龄津贴政策等极具普惠主义色彩的政策项目，也往往强调受益人群在户籍、居住地等方面的资格。

在实践层面，大型调查数据中关于社会政策项目的问题设计方式为政策微观测量提供了工具便利。为了评估政策效果，在开展社会调查时，调查者直接询问被调查者对某项社会政策的参与状态（是否参加或参加何种类型的项目）；研究者利用这些问题，将个人政策参与状态和一系列结果变量（如收入水平、消费水平、健康水平等）结合起来建立统计模型，评估了养老保险（程令国、张晔、刘志彪，2013）、医疗保险（Wagstaff and Lindelow, 2008）、医疗救助（Liu et al.，2017b)、最低生活保障(韩克庆、郭瑜，2012)等的政策效果。医疗保障政策同样是一种参与型政策,对其效果进行评估时,研究者容易采用行为主义方法论,以个体是否参与医保来测量医保政策本身。由于分析层次为个体层面,这类研究难以全面揭示医保政策的宏观效应。

三、三种政策测量方法的比较

本章关注政策评估的方法论议题,基于行为主义方法论和制度主义方法论的差异,发展了一个综合的政策评估方法论框架,识别了三种不同的政策测量方式及相应的政策评估模式。参见表2-1。

表2-1　政策评估中的三种政策测量方法:一个方法论框架

	方法一	方法二	方法三
政策测量	个体的政策参与	政策实施时间	政策文本挖掘
方法论	行为主义	制度主义	制度主义
测量性质	微观测量	简化测量	综合测量
优点	数据可得性高;便于识别政策参与的短期效应	数据可得性较高;因果推论内部效度高	可识别地方差异化政策;便于分解政策机制
缺点	难以测量地方差异化政策;忽略或低估政策的宏观效应;全民参保造成对照组缺失	难以测量地方差异化政策;难以分解政策效应机制	政策文本收集难度大;政策文本存在遗漏;文本挖掘存在测量误差
存在范围	既有文献	既有文献	本书

（1）测量方法一：政策微观测量

现有的医疗保障政策评估多体现行为主义方法论，以微观层次个体是否参加医保政策作为自变量来估计政策效果。研究者利用这种微观层面对政策参与的二元划分，来确定政策受益者和非受益者之间结果变量的差异，或者比较个人参与政策前后结果变量的变化。由个人层面的政策参与所导致的结果指标的平均变化被视为政策效应（Aggarwal, 2010；Huang and Gan 2017；Bernal et al. 2017；Wagstaff and Lindelow, 2008）。这种政策测量的微观方法用个人层面的分析代替了宏观的政策分析，体现了方法论还原主义的取向。

既有研究通常采用大型调查数据库中关于个体是否参加某种医保项目的问题，检验了个人参保对医疗费用（Cheng et al., 2015；You and Kobayashi, 2009；Wagstaff and Lindelow, 2008；Wagstaff et al., 2009；Shi et al., 2010；Sun et al., 2010；Wang et al., 2009；Yip and Hsiao, 2009；Jung and Liu, 2012；Lu et al., 2011；Zhang et al., 2010）、医疗服务利用（Meng et al., 2012；Liu and Zhao, 2014；Xiao et al., 2010；Yi et al., 2009；Chen and Jin, 2012；Jiang et al., 2011；Zhou et al., 2012）、健康结果（潘杰、雷晓燕、刘国恩，2013；Chen et al., 2011；Lei and Lin, 2009；Liu et al., 2012；Long et al., 2010）等的影响。例如，Wagstaff 和 Lindelow（2008）采用三套大型调查数据库，通过检验个人参保与自付医疗费用、灾难性医疗支出和大额医疗开支的关系，得出医疗保险制度本身会产生一种加重医疗负担的逆向调节效应。Zhou 等人（2012）采用在陕西眉县收集的个人数据，比较职工医保参保者、城镇居民医保参保者、新农合参保者与未参保者的报销比例和医疗费用差异，得出医疗保险制度会造成健康不平等的结论。这些研究均隐含了行为主义还原论的假设，在未估计医保制度影响个人的宏观作用机制的情况下,宣称得出医保制度本身而非个人参保的政策效应。

　　基于政策微观测量的评估研究存在以下问题。其一,在理论层面上,政策微观测量方法可能会遗漏或误估政策的宏观效应。Fligstein(1996)指出,国家影响着市场行动者的行为倾向、选择以及市场博弈的秩序。作为国家行为的一部分,公共政策干预会对市场主体产生约束或激励,进而影响微观个体。相应地,医疗保障政策的实施对医疗市场各主体的动机和行动规范以及主体间的互动模式都有所调节。医保政策不但直接影响参保者的微观行为,还会在宏观上改变整体医疗市场的运作,影响医疗服务提供方和药品提供方的行为和激励,进而间接影响微观个体。基于此,医疗保障本身可能具有系统性政策效应,通过供方行为或药品价格的中介机制将政策效应传递给包括未参保者在内的所有个体。以医疗费用为例,医保政策对医疗费用的影响至少有三条传导路径:第一,医保政策通过风险分担(Risk pooling)机制报销参保者的部分费用,降低其共付费用(Copayment)。若医疗服务需求相对稳定,医保能有效降低参保者的自付费用(Huang and Gan, 2017)。第二,由于医保政策降低了参保者获得医疗服务的成本,提高了参保者的支付能力,因此医保政策可能会刺激参保者增加和升级医疗服务需求,诱发参保者的道德风险(Moral hazard)。道德风险的存在会降低医保的风险分担效率,提升参保者的医疗费用(Wagstaff and Lindelow, 2008; Yu et al., 2020)。第三,医保政策还会影响供方行为,对医疗体系产生系统性影响,进而影响需方的医疗费用。若医疗市场竞争充分,医保政策可能会进一步提升供方提供医疗服务的效率,降低服务价格和费用。例如,Baicker 等人(2013a)发现美国覆盖老年群体的优先医疗保险项目(Medicare Advantage)促进了医疗市场中的竞争,提高了医疗服务供给的效率,从而使得参加传统 Medicare 的老年人和参加商业医疗保险的年轻人的住院费用均有所下降。然而，若医保部门缺乏有效监管措施，医保会刺激医疗服务提供方和药品提供方的逐利动机，导致供方诱导需求（Supplier-induced demand）。这种机制的存在使得医保可能产生外溢效应，影响未参保者的自付费用（Liu et al.，2023）。例如，封进等人（2010）发现新农合会导致县级医院医疗价格的整体性上涨，医疗价格和新农合报销比率的上涨幅度基本相同。上述三种路径机制会相互叠加，相互抵消，使得医保政策的控费效应大打折扣（Liu et al.，2014）。传统的政策微观测量评估模式估计出的政策效应通常是第一种和第二种传导路径的叠加，无法进一步分解这两种路径。同时，由于仅以个体是否参保作为自变量，将未参保者设定为参照组，这种评估模式无法识别医保政策对未参保者的外溢效应，因此存在遗漏或低估第三种路径作用的风险。

其二，在方法层面上，采用政策微观测量的评估研究常常面临解决医保参与和结果指标之间内生性的难题。个人参保并非严格的外生变量，个体参保和医疗费用之间可能存在内生性问题，即有发生高水平医疗费用风险的人更愿意参保，而不参保人群通常健康状况较好，参保意愿较低，这导致了参保的逆向选择（Adverse selection）问题（Aggarwal，2010；Bernal et al.，2017；Sparrow et al.，2013）。研究者常常通过工具变量方法解决这一问题。然而，一个好的工具变量极难寻找；研究中实际使用的多类工具变量往往难以完全符合工具变量方法所要求的严格外生性和强相关性标准，研究者只能通过主观逻辑推理论证其合理性。这使得实际的因果推论可能存在估计偏差。

其三，在数据层面上，政策微观测量方法常常基于截面数据或短期面板数据，难以在长期范围内追踪政策效应的动态变化。制度主义学派强调，只有把某一事件或行为置于一个更长时段的历史或制度脉络以及更宏大的制度或社会历史文化情境中,才能够更为深刻地理解事件发生的因果链条和动力机制(马得勇,2018)。作为具有历时性的社会政策,医疗保障政策的效果具有动态变化特点,政策的长期影响与短期影响常常有所不同,部分政策效应需要在长期范围内才能体现。例如,Liu 等人(2022a)发现 1998 年后我国职工医保在城市层面的扩散在短期内并未显著影响参保者的灾难性医疗开支,但从第 9 年开始,职工医保逐渐提高参保者发生灾难性医疗开支的概率。

其四,在应用层面上,全民医保背景下政策微观测量方法面临不可持续的风险。随着全民医保的实现,不参保的人群比例变得非常小。国家统计局的数据显示,2018 年三大保险总覆盖率为 96.33%,意味着只有 3.67% 的未参保人口。各类最新的大型调查数据(例如 2015 年的中国健康与营养追踪调查、2018 年的中国健康与养老追踪调查、2020 年的中国家庭追踪调查等)也显示未参保人口比例不足 5%。在不参保的样本规模如此小的情况下,医保政策评估研究将难以继续使用个体参保作为自变量,采用政策微观测量的评估研究将变得不可持续。

综上所述,政策微观测量评估模式一定程度上简化了政策对个体的影响机制,低估了政策的系统性影响,难以避免由参保的逆向选择所引起的内生性问题,也有碍于政策长期作用机制的探索,因此相关研究结论不够准确和全面。

(2)测量方法二:政策简化测量

部分研究采用基于政策实施时间的简化测量方法。这种评估模式将政策是否实施视为一种准自然实验,以政策是否实施或不同的实施时间为关键变异,通过双重差分法或断点回归法对比政策实施地区和未实施地区之间以及实施前和实施后的结果指标的双重差异，从而形成对政策平均干预效应的混合估计，可以识别出政策的广度边际（Extensive margin）效应。这种政策简化测量评估模式具有一定的制度主义方法论色彩，通过识别政策实施本身来估计政策效应，因果推断具有较高的内部效度。

这类基于政策简化测量的评估研究包括两个子类：第一类检验强制型政策的效应，由于这类政策面向所有人，研究检验的是政策干预（Policy treatment）的影响。例如，对零差价药品政策的评估就属于这种类型（Fu et al.，2018）。第二类检验自愿型政策的效应，由于人们具有政策参与选择权，通常只有部分人群参与，因而研究检验的是政策干预意图（Intention to policy treatment）的影响。无论哪种类型的政策干预，对政策实施效应的检验都包含了宏观政策对中观组织行为和微观个体行为产生的共同影响，因而有别于政策微观测量评估模式。以医保政策为例，研究者通过识别同一政策在不同地区的实施时间差异，检验其对医疗费用（Wagstaff et al.，2009；King et al.，2009）、个体参保概率（Sommers et al.，2012）、医疗服务利用（Liu and Zhao，2014）、健康结果（Baicker et al.，2013b）、药品价格（Duggan and Morton，2010）等指标的影响。

基于政策简化测量的评估模式虽然在政策测量方面向政策本身更进一步，但仍有一定局限。主要原因是政策简化测量方法具有方法论整体主义的倾向，仅对某项政策的实施进行整体评估，会产生以下三种问题。其一，在政策的区域差异方面，政策简化测量方法无法体现各地差异化的政策设定细节和执行情况，也体现不出地方复杂政策手段的个性和差别。在分级治理的制度环境下，地方政府的自由裁量权会导致巨大的政策区域差异。仅仅评估政策实施与否产生的效应，实际上是将各地同名的医保政策视同，忽视了对地方差异化政策的测量，并在很大程度上忽略同一政策在不同地区的异质性效果。例如,Sommers 等人(2012,2016)开展了对美国医疗救助项目扩大覆盖范围(Medicaid expansion)的政策评估,发现该政策具有降低死亡率、减少因医疗服务价格高而延迟就医、提升自评健康水平、降低自付支出等效应。然而,这两项研究通过对比实施和未实施该政策的州和时间来测量政策,未关注每个州的具体政策差异,因而上述政策效应仅是一种平均政策干预效应。

其二,在政策的实施力度方面,政策简化测量方法往往忽视了对政策实施后政策力度的动态分析。制度主义学派认为,制度本身对行为规范的影响和塑造程度与国家的扩张密切相关(Ashford,1977)。相应地,政策本身的实施力度越强,其所牵动的行政与市场力量及资源就越多,对个体行为及结果的影响就越大。一项政策实施后,各地政府会根据本地社会经济特征,因地制宜地调整具体政策内容,出台新的政策手段,强化政策力度。这就使得政策本身可能具有规模效应,即地方政府的政策力度决定了个体结果。一项政策在实施后可能由于政策力度较弱而无法显著改变个体结果;只有当地方政府出台强度较大的政策措施时,个体结果才能有效变化。政策简化测量方法将政策视为一个整体,并不考虑政策力度在时间上的演变,从而忽略了一个地区在采纳政策后可能持续采用多样化的策略工具来强化政策力度的事实。值得注意的是,在政策评估研究中存在一种特别的简化测量方法,即通过政策的地区覆盖率来反映政策实施情况。例如,Baicker 等人(2013a)发现美国的优先医疗保险项目覆盖范围的扩大会造成医疗费用显著下降。Finkelstein(2007)发现美国 1965 年后 Medicare 的建立及其覆盖面的增加会造成住院人次和费用显著增加。然而,这种测量也不能反映政策力度,其本质是政策简化测量和微观测量的结合,反映的是地区层面参与政策的个体比例,和宏观层面的政策调整无关。

其三,在政策的机制分析方面,政策简化测量方法存在"重政策效果评估"但"轻影响机制分析"的问题。一项大型的社会政策并非是一个整体,需要不同导向的政策措施的配合与协调,政策改革本身也涉及极为丰富的政策内容和广阔的政策领域。仅仅评估政策实施与否带来的效应,难以分解不同措施相配合或相抵牾的动态机制和过程,无法全面而深刻地反映政策改革丰富的内涵,会掩盖某一特定政策所富含的各种功能,从而难以识别政策影响个体结果的确切机制和途径。

(3)测量方法三:政策综合测量

政策评估的难点之一在于研究者难以获得全覆盖的政策数据。没有政策数据基础,就很难真正开展切实具体的政策分析。在以往的政策研究中,这个问题始终困扰研究者,即使部分商业机构开发了大型政策数据库,但研究者只能手工采集个别政策,无法开展系统性的全集政策分析。此外,由于全覆盖的政策数据缺乏,尽管以往关于政策分析的理论研究提供了大量关于政策测量的概念,但实证研究中往往难以对这些概念进行操作化。

虽然大数据技术在社会科学各领域的应用日渐增多,但在政策评估领域还不多见。本书通过大数据技术建立区域全覆盖的政策文本库,将政策测量和分析推进一步。在自建政策文本库的基础上,本书发展了一种基于文本挖掘的新型政策测量方法。该测量方法有三方面创新:其一,在政策测量方法方面,采用文本挖掘技术识别政策意图和改革方向,对政策本身进行综合测量,为推动政策评估方法的理论发展和实际应用提供初步探索。如何量化政策文本并提取具有信度和效度的政策变量,是政策评估科学化的难点。本书综合运用TF‐IDF方法、深度语言模型、预训练模型等文本分析技术,从海量政策文本中提取反映地方政府医保改革力度的变量,形成对医保政策的综合测量。

其二,在政策分析层次方面,相比于传统的对中央和省级政策的分析,本书将分析层次设定为地市级,更加贴近目前医保项目的统筹层次。目前,仅有少数研究在采集中央级政策的基础上开展多领域的政策分析(例如,王家合、赵喆、和经纬,2020;王宏新、邵俊霖、张文杰,2017;陈玪、李丹,2017),但难以下沉到对地方差异化政策的分析。刘河庆和梁玉成(2021)采集了中央和省级涉农政策文本,采用词向量模型对中央和省级政策的文本相似度进行了量化,分析了政策内容再生产的影响因素。然而,在医疗保障研究领域,现有的统筹层次决定了医保政策的地方差异不仅体现在省级,更体现在市级。医保政策评估研究亟需一套覆盖中央级、省级和市级的政策数据库,并在此基础上开展政策文本挖掘,提取综合测量地方政策意图的变量,推动政策评估科学化。

其三,在政策效应机制方面,运用政策综合测量方法,可以理清上述政策微观测量和简化测量评估模式中涉及的多种政策机制,分不同的政策导向和政策阶段分解政策效应。医疗保障制度改革是一个多种政策措施相互配合和协调的政策过程,不同导向的政策意图在不同阶段对个体行为和结果有不同的影响。本书在前人文献和已有政策的基础上,发展了一个"扩容型-约束型"政策分析框架,对医保政策意图进行概念化,展示医保改革的宏大图景。本书进一步以医保政策和医疗费用的关系为例,结合"扩容型-约束型"分析框架,从"扩容型"政策和"约束型"政策的协同效应、两种政策在长期范围内的时间累积效应、两种政策通过影响医疗组织行为激励产生的外溢效应等方面,分解医保政策影响个人医疗费用的具体机制。这种分析思路充分体现了政策综合测量的优势,有利于弥补政策微观测量和简化测量方法的不足。此外,医保改革涉及的方向众说纷纭,加上各地政策设计不尽一致，使得医保改革方向难以用简单的分类穷尽所有。因此，本书还以医保支付方式改革为例，开展具有针对性的测量和评估，提取具体政策变量，和"扩容型-约束型"二分框架相互补充，以期对医保政策进行多角度评估。

除了理论分析，本书还将从实证角度系统比较三种不同政策测量方式下医保政策对个体医疗费用的影响，分别以个体医保参与状态（政策微观测量）、医保实施时间（政策简化测量）和医保政策力度（政策综合测量）为自变量，以微观层面个体的医疗费用为因变量，建立不同的回归模型，并比较三种政策测量方法所形成的评估结果差异。这些实证研究有助于进一步展示基于文本挖掘的新型政策测量方法的应用价值。

## 第三章

政策文本收集和
编码方法

本书依托大数据技术,建立了一个涵盖多层级政府和各政府职能部门的医疗政策数据库,并采用文本分析技术开展人工编码和机器编码,提取反映政策改革方向和具体内容的政策变量。本章分别介绍了政策数据库的建设方案、政策的编码方法以及政策变量的生成方法。

一、政策数据库建设

本书通过网络爬虫技术收集中央政府及各部委、省级政府及其职能部门、地市级政府及其职能部门官方网站上发布的政策文本。整个医疗政策数据库的建设分为两个阶段:基于人工采集的政策网址整理阶段和基于分布式网络爬虫技术的数据搜集阶段。

(一) 人工采集政策网址

目前,除港、澳、台外,全国共有 31 个省级行政单位,333 个地级行政单位(包括 293 个地级市、7 个地区、30 个自治州和 3 个盟)和 86

个直辖市区县行政单位。本书通过人工搜索的方式完成各地政策网站的搜索工作。这些网站涉及中央、省、市三级政府中的人民政府、医保部门、卫生部门、人社部门、财政部门、发改委、市场监督管理部门、民政部门、教育部门等与医疗政策相关的政府部门官方网站,共计 20249 个政策网站。需要说明的是,第一,由于地区发展水平不一,县级政府的网站建设和政策公布情况差异性极大,因此本书将政策爬取范围仅限定在中央、省级和地市级等三级政府网站。第二,在政策文本爬取阶段,设定的限定条件越少,政策文本的覆盖范围便越大,遗漏掉的有效政策也就越少。因此,本书并不提前设定条件以爬取医疗政策文本,而是直接爬取网站上的所有政策文本,在后期通过文本内容识别建立医疗政策数据库,并提取出医疗保障政策子数据库。

在收集各地政策网址时,本书项目组按照如下步骤定位和摘录政策网页地址。第一步,人工搜索每个地区的政府部门网站,寻找到所有可能存放政策的网页界面。政府网站的特征一般是域名里包括 gov 字样,例如 http://fgw. sjz. gov. cn;少数也可能包含 org 字样。这里最关键的任务是寻找到所有可能存放政策的界面,通常需要点击每个官方门户网站的"政务公开""政策文件"或"信息公开"模块,但也需要留意一些次常见的政策存放位置。第一种次常见的位置是门户网站首页中除了"政务公开"模块的其他模块。有时需要在门户网站首页偏下方位置查找是否存在政策模块;有时政策文本会出现在门户网站首页的"通知公告""新闻报道"等模块。例如,江苏省疾控中心有一些本级的政策放在门户网站"疾控服务"模块下,下面两个母链接可以分别找到一些政策子链接:https://www. jscdc. cn/jkfw/flfgzt/和 https://www. jscdc. cn/jkfw/bzgf/。再如万州区卫健委门户网站 http://www. wz. gov. cn/bmjz_89642/bm/wsjkwyh/，其中的"基层政务公开"和"疫情防控信息"模块里也有不少政策，参见 http：//www. wz. gov. cn/bmjz_89642/bm/wsjkwyh/zwgk_94848/zfxxgkml/jczwgk_150461/ylws/fwzn/jkfw/。又如万州区住房和城乡建设局 http：//www. wz. gov. cn/bmjz_89642/bm/zfhcxjswyh/，其中的"基层政务公开"模块里也有不少政策。第二种次常见的位置是"政府信息公开"页面中的"法定主动公开内容"模块，里面可能会有"重大民生、住房保障、脱贫攻坚、社会救助和社会福利、教育、医疗、食品药品安全、就业创业、社会保障、统筹推荐疫情防控"等模块，模块内有时也有政策文本。例如，https：//ylbzj. cq. gov. cn/zwgk_535/fdz-dgknr/zdmsxx/yljz/链接中的"重大民生"模块里面包括政策页面。再如，崇左市人民政府的"政府信息公开"页面 http：//www. chongzuo. gov. cn/zfxxgkzl/，在"法定主动公开内容"模块下，有很多民生保障政策模块。在收集网址时，项目组要求成员将上述链接一一点击打开，寻找政策页面链接并摘录下来。

第二步，摘录存放政策文本的网址。本书项目组重点区分了政策和非政策文本。首先，项目组在可能存放政策文本的网址界面中，确认是否出现规范性文件、非规范性文件、法律法规、部门规章、通知公告、规划计划、其他文件等文件类型，尽可能通过多采集的方式穷尽所有政策。项目组将失效政策文件（例如 https：//www. cq. gov. cn/zwgk/zfxxgkml/szfwj/fzhsxgz/fzhsxxzgfxwj/）也加以收集。同时，项目组有针对性地采集本级本部门的政策。例如，如果某省医保局官网上一个界面仅存放国家医保局或该省人民政府发布的政策，则项目组不加收集。此处具体分为三种情况：（1）若该界面是一个专门关于其他部门的模块，则不加摘录，例如国家乡村振兴局的一个链接 http：//nrra. gov. cn/col/col2356/index. html，以及江苏省卫健委的一个链接 http：//wjw. jiangsu. gov. cn/col/col49492/index. html?

uid＝331145&pageNum＝1，都属于这类情况。（2）若其他部门的政策和本部门的政策混合放置的话，则摘录下来，例如 http://ybj. jiangsu. gov. cn/col/col79257/index. html 属于这类情况。（3）一些欠发达地区的官方网站建设不完善，当地很多职能部门没有专门网站，则项目组尽可能把人民政府网站上的所有政策源找齐，不管具体政策是人民政府发布的还是职能部门发布的。其次，项目组不收集新闻报道、政策解读、工作动态、政务动态、预算决算、信息公开制度等非政策文件。新闻报道的一个示例是 http://mz. hangzhou. gov. cn/col/col1530898/index. html；工作动态的一个示例是 http://mz. hangzhou. gov. cn/col/col1530899/index. html；信息公开制度的一个示例是 http://amr. nanjing. gov. cn/gkml/。若政策文件和新闻报道、政策解读等放在一起，则摘录下来。

第三步，确认可爬取的具体网址链接。这种链接的界面都有明显的可翻页标签，例如"上一页""下一页"，或"1""2""3""4"等。在摘录时，研究者需要定位到第 1 页，一个示例是 http://ylbzj. sjz. gov. cn/col/1506675499217/index. html。项目组不采集不可翻页的网址，例如 http://wsjkw. hangzhou. gov. cn/col/col1229232932/index. html#reloaded，以及 http://www. wz. gov. cn/bmjz_89642/bm/rlzyhshbzj/zwgk_94688/zfxxgkml/jczwgk_150418/jycy_150419/jyxx/jycyzc/。所谓"不可翻页的网址"涉及两种情况：（1）如果一个页面有多个政策模块，例如"规范性文件""政府政策""规划文件"等，研究者需要点开每个模块，确保找到可翻页界面。（2）如果一个政策页面有"更多"或"More"等字样，研究者需要点进去找到可翻页界面，例如 http://www. gov. cn/zhengce/index. htm。需要注意的是，有些网址无论怎么点击里面的不同模块，显示的网址都不变。例如，http://wjw. nanjing. gov. cn/njswshjhsywyh/? id＝xxgk_224，https://www. gz.

gov. cn/gfxwj/, 或 https：//jsszfhcxjst. jiangsu. gov. cn/col/col52043/index. html? number＝02。这个问题要分情况解决,需要研究者查找网页源代码才能找到正确网址。

第四步,检查摘录的网址。项目组使用 WPS 软件,把成员摘录的网址放入 excel 表格中,并全部转换为超链接,加以逐一检查。操作的方法是使用 CRT＋All 快捷键选中 excel 中所有单元格,在"工具"中选择"文本转换超链接",并用 CRT＋Tab 快捷键在 WPS 和网页之间切换,进行逐一检查。经过上述四步操作,项目组完成所有政策网址的收集。

(二) 自动爬取政策文本

在完成政策网址的人工采集工作后,本书项目组采用网络爬虫技术,自动爬取网页上的政策文本。网络爬虫是一种按照一定规则自动抓取网络信息的程序或脚本。在技术操作层面,面对如此庞大的数据量和纷繁复杂的计算任务,单台计算机或服务器在计算力上很难胜任。因此,项目组采用分布式计算框架开展政策爬取工作,通过 Hadoop 分布式框架中的 MapReduce 计算框架进行计算任务的拆分和调度,实现分布式计算。项目组以 Python 为主要编程语言,结合 JavaScript 前端编程技术和 Puppeteer 自动化测试框架,依托云服务器集群管理代码。同时,项目组遵循 Robot 爬虫协议,文明合法地爬取网站信息。此外,项目组通过定时爬取对政策数据库进行动态更新,实现对目标网站政策发布的实时监控,进而实现政策数据库的版本迭代和数据更新。

为了便于统一管理、展示和使用规模庞大的数据,项目组在云计算技术的加持下,建设了一个依托网页平台的线上数据库。该线上平台使用 Flask 网页开发框架、MySQL 关系型数据库和 ORM 对象关系映射模型，结合数据分析需求，将有关数据分析以 API 接口的形式在网页端实现，实现核心数据管理和业务逻辑全部上云，便于项目组对政策数据的线上管理、线上查看和线上分析。

在完成政策文本收集后，项目组开展文本类型识别工作，识别了医疗相关的政策文本。首先，依托 Stanford NLP 项目开源成果，实现命名实体识别，识别出政策中涉及的地区名称、发布年份、发布机构名称等信息。其次，从政策数据库中提取与医疗卫生以及医疗保障相关的政策文本，分别采用"标题识别"和"关键词匹配"方法进行判断。（1）"标题识别"方法较为简单，如果政策标题中包含"医疗""医药""卫生""健康""病""医院""诊所""门诊"或"住院"等字样，项目组即判定为与医疗政策相关的文件。如果标题中含有"医疗保障""职工医保""新农合""居民医保""医疗救助""支付方式"等字样，则判定为与医疗保障相关的文件。（2）"关键词匹配"方法较为复杂，项目组采用 TF-IDF（Term Frequency-Inverse Document Frequency）技术，从每个政策文件中提取 5 个关键词。TF-IDF 技术用于评估某字词对于一个语料库（政策数据库）中一份文件的重要程度，其重要性与它在这份文件中出现的次数成正比，但与其在整个语料库中出现的频率成反比。在提取医疗保障政策时，如果一份文件的 5 个关键词中至少有一个含有"医疗保障""职工医保""新农合""居民医保""医疗救助""支付方式"等字样，项目组即将该文件视为与医疗保障相关的文件。

二、政策编码方法

在医疗政策数据库的基础上，本书项目组开展编码工作，从政策文本中提取研究所需的政策变量。目前较为成熟的编码方法包含关键词编码和语句编码两种,两类编码在操作方法上存在区别,各有优劣,但均采用人工编码和机器编码相结合的方式,都用于提取出政策文本中的关键政策内容,进而用于识别文本中隐含的政策方向、类型和强度。两类编码的具体流程参见图3-1。

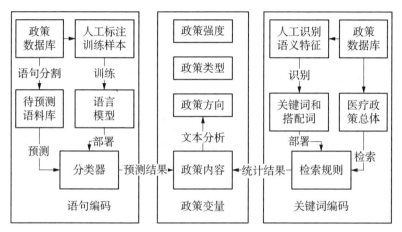

图3-1　政策关键词和语句编码流程

关键词编码是一种较为简单易行的编码方法,包括人工编码和机器编码两个阶段。项目组针对特定理论概念和研究问题,人工提取相应关键词和反映特定政策方向的搭配词,人工设定编码规则和计算机程序,再依据规则对政策文本中的关键词和搭配词数量进行统计。其一,关键词编码的目的是通过政策文本中的关键词反映政策内容,并利用搭配词反映政策方向。关键词和搭配词的区别在于:(1)关键词是用以直接识别政策意图、政策倾向和目的、政策实施和执行的完整词语,例如,对于医保支付方式改革,较为宽泛的"支付方式""付费方式""打包付费"等可以是关键词,而具体的"总额预算""单病种付费""DRG"等也可以是关键词。此处的注意事项是避免识别语义过于宽泛的关键词。在设置关键词时，要考虑其语义的独特性，保证其只能识别目标政策。例如，在控制过度医疗检查的政策文件中，常常出现"严禁'大处方、大检查'""严禁'大检查'"等说法，但"检查"这个词不宜直接作为关键词，因为"检查"的中文语义过于丰富，可能会出现在安全生产或疾病预防等无关政策文件中，缺乏语义独特性。(2)搭配词用以明确关键词所反映的政策导向(方向)，例如"增加职工医疗保险的报销比例"一句话中，"报销比例"是关键词，而"增加"就是报销比例的搭配词，反映了报销比例的调整方向。此处的注意事项是，搭配词的作用是保证关键词的含义(方向)精确性，因而如果一个关键词本身就足够体现政策方向，可以没有搭配词。一个关键词也可以有一个或者多个搭配词。当有多个搭配词时，这些搭配词之间是并集("或")的关系，即一个关键词只要与其中一个搭配词(而非所有搭配词)出现在一句话中即可。

其二，关键词编码的流程包括识别语义特征、设计检索规则和形成统计结果等步骤。(1)识别语义特征。项目组根据政策文本的标题信息，从政策数据库中检索少量具有代表性的目标政策文本。研究者通过阅读目标政策文本，从中提取出反映关键政策内容的语义特征，包括反映政策意图的关键词与反映政策导向的搭配词。(2)设计检索规则。在识别出相关的关键词和搭配词后，人工设定检索规则。当关键词和部分搭配词在同一个句子中同时出现时，进行一次计数。(3)形成统计结果。依据检索规则对总体医疗政策文本进行统计，产生每一份政策文本的关键词词频统计结果。

语句编码是一种基于机器学习的复杂编码方法，同样包括人工编码和机器编码两个阶段。项目组首先通过人工直接标注特定语句的政策内容和方向，再通过标注样本指导和训练语言模型。当模型达到一定精度之后，通过机器自动对总体政策进行标注，识别出目标政策语句。其一，语句编码的目的是使用语句直接反映政策意图。由于政策表达的关键词多种多样，进行关键词编码时可能无法穷尽所有情况。而语句编码利用深度语言模型良好的泛化性，能够弥补关键词编码的不足。项目组采用 BERT（Bidirectional Encoder Representation from Transformers)作为语句编码最核心的语言模型。BERT 模型由谷歌 AI 的工程师于 2018 年开发，基于该模型结构开发的语言模型在近几年迅速发展，在各项文本分析任务中取得了出色的成绩。该语言模型的优点在于多分类、多标签任务中有极高的精度。相比于其他模型，基于 BERT 开发的模型在相同样本量的情况下能够达到最大的精度。此外，BERT 是一种预训练模型，对样本需求量小，且已经在大量语料上完成了预训练，因此针对政策分析的下游任务只需要用少量样本进行微调。当然，该语言模型也有一定缺点，表现在模型复杂，训练时对硬件设施和算力要求较高，无法处理过长的文本等方面。例如，标准 BERT 模型处理的最长文本为 512 字符，而数据库中单个政策文本的长度多在数千字。在这一限制条件下，项目组无法直接开展对单个政策全文的识别和标注。

其二，语句编码的流程包括人工标注政策、政策语句分割、训练语言模型和进行机器标注。（1）人工标注政策。项目组根据政策标题信息，人工检索部分目标政策文件，对文本中反映政策内容、类型、强度等信息的语句进行标注。（2）政策语句分割。项目组对标注样本进行语句分割，以标注样本为正例，以未标注样本为负例，形成人工标注的训练样本。同时，将所有政策文本分割为语句，将长文本变为短文本，形成待预测语料。（3）训练语言模型。使用标注样本训练语言模型，使语言模型具备自动标注能力，并测试模型标注的精准度。（4）进行机器标注。当精度达到要求之后，对待预测语料进行标注,自动判断政策语句中反映的关键内容。

(一) 人工编码阶段

无论是关键词编码还是语句编码,都需要使用人工编码工具进行一定数量的样本标注。本书项目组统一使用 NVivo 软件对政策文本进行人工编码。对一个政策文件进行编码时,项目组同时开展关键词编码和句子编码。前者旨在识别政策文本中所有可能的关键词变型,后者旨在识别体现政策意图的语句。

人工编码的流程是首先把所有待标注的政策文件导入 NVivo,然后对一个文件开展节点编码(包括关键词编码和语句编码),编码完成后再移到下一份文件进行编码。下面分别就 NVivo 软件准备工作和节点编码加以说明。第一步,安装 NVivo 软件。最新版软件为 NVivo 12。使用 PC 系统的研究者需要从官网下载 NVivo 软件并激活。使用苹果系统 mac 的研究者需要安装 windows 版本的 NVivo,操作顺序是首先购买安装虚拟机 parallel desktop,然后购买 windows 版本的 NVivo 12(不能低于 12 版)安装。需要注意的是,mac 版本的 NVivo 编码文件不能存成 windows 版本的,而 windows 版本的可以转换成 mac 版本的;NVivo 11 软件打不开 NVivo 12 的编码文件,而 NVivo 12 可以打开 NVivo 11 的编码文件,但 NVivo 12 的编码文件无法转换为 NVivo 11 的。最简单有效的办法就是研究者统一用 NVivo win 12 软件。

第二步,新建项目。当多位项目组成员共同开展一个课题编码时,可事先由项目组负责人创建一个新项目,设定基本节点,然后由多位成员各自操作,最后合并多个编码文件。新建项目操作图如图 3-2 所示。

第三步,导入政策文件。如果需要在节点编码之外开展单个政

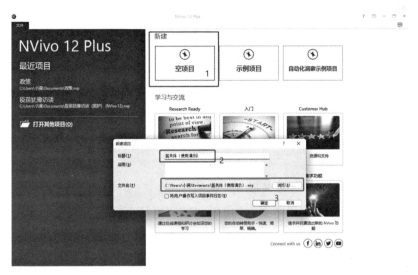

图3-2 NVivo新建项目操作图

策文件整体编码,需要在导入文件时勾选"为每个导入的文件创建一个案例"。同时,选择"创建新分类",由各位成员统一命名新分类名称,以便于合并多个编码文件。如果后期需要导入其他政策文件进行编码,可选择"添加至现有分类"。导入文件操作图参见图3-3,导入成功示意图参见图3-4。

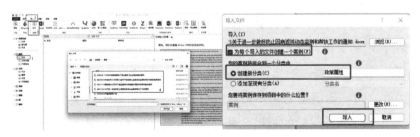

图3-3 NVivo导入文件操作图

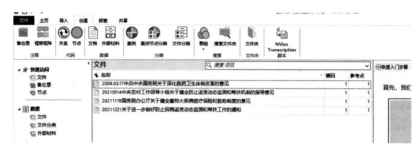

图 3-4 NVivo 导入文件成功示意图

1. 编码类型一:关键词人工编码

关键词人工编码需要在"代码-节点"栏目下操作。此类型编码的目的是用关键词反映政策意图。从政策文件中提取关键词及其搭配词的关键在于识别表达同一个含义的词语在尽可能多的政策文本中的变型;换言之,关键词在实际的政策文本中可能存在多种表达,需要研究者尽量全面地阅读并记录政策的多样化叙述。例如,同样是"报销比例"一词,有的政策文本可能表达为"报销比例",有的政策文本可能表达为"补偿比例",还有的可能使用"报销率"等。研究者要尽可能穷尽同一个词的所有说法。

开展关键词人工编码时有如下几个注意事项。第一,关键词人工编码重在找到某个关键词的所有词语变形,而不是统计关键词频次。因此,对于此前已经找到或已存在的关键词不必继续编码。但是,新增的关键词要至少编入一句政策原文(参考点),作为证据以备项目组统一检查。第二,搭配词和关键词必须出现在同一句话中。这里的同一句话指的是不被任何标点符号间断的一段文字,例如,"增加职工医疗保险的报销比例,降低患者就医负担"是两句话而不是一句话。第三,搭配词的作用是保证关键词的含义(方向)精确性,并非每个关键词都要有搭配词。搭配词有两个具体功能:一是保证关键词的范围不要太大；二是不能降低关键词的囊括范围。针对第二个功能，一个例子是如果"多元复合式医保支付方式"关键词加上"全面推行"搭配词，会降低"多元复合式医保支付方式"的囊括范围。再如，控制使用医用耗材的政策文本中会出现"耗材占比""耗材收入的比重""耗材比例"等不同说法，那么只需要将关键词设为"耗材"，搭配词设为"比"，即可识别前面三种说法。第四，编码过程中可以适当调整已有关键词和搭配词。针对已经存在的关键词和搭配词，如果在编码过程中发现有更优组合搭配，可以删掉已有词语，增加更优词语。例如，某成员发现政策文本中存在"支付方式分类改革"的提法，表明已有的"支付方式改革"关键词并非最优关键词，可考虑将"支付方式"（关键词）和"改革"（搭配词）拆分，分别设定为关键词和搭配词。第五，需考虑新增的搭配词对其他同类关键词的适用性。例如，如果发现"总额预算"关键词有"完善"等搭配词，可以将"完善"同样分配给"支付方式"关键词。

关键词人工编码的具体流程如下。第一步，创建三级节点。项目组事先在"代码-节点"部分给出一个三级节点框架，组员在此基础上编入新的关键词和搭配词。三级节点的作用如下：第一级节点为政策类别（例如"医保支付方式改革"），第二级节点为关键词（这是重点部分），第三级节点为搭配词（这也是重点部分）。需要注意的是，在新建节点时可以选择"从子项合并编码"。例如，作此选择后，如果仅将"扩大差异化支付"政策原文编入到三级节点"扩大"，则对应的"医保作用""差异化支付"等二级节点也将多出该参考点，可免去对后两个二级节点的重复编码操作。"从子项合并编码"的示意图如图3-5和图3-6所示。

在实际编码过程中，创建节点时也可以直接在工作区空白处右键点击"新建节点"，更为便捷地创建新节点。如果选中某节点右键

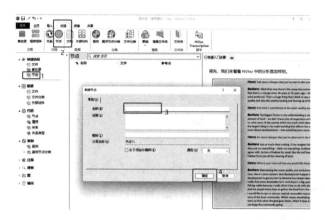

图 3-5　NVivo 从子项合并编码操作图

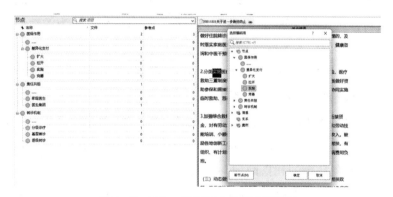

图 3-6　NVivo 从子项合并编码示意图

点击新建节点，将创建该节点的子项（下一级节点）。具体操作如图 3-7 所示。

　　第二步，开展关键词人工编码。首先，在导航"文件"中双击选中并打开某个文件，再单击打开"代码"栏目下面的"节点"。其次，选中该政策文件中的对应语句或段落，直接拖入左侧对应的节点；也可以右键点击"编码"，在弹窗内选择对应的节点。此处要注意的是，其一，节点编码时，务必保留一定的上下文，需要将相关文字（可能是几

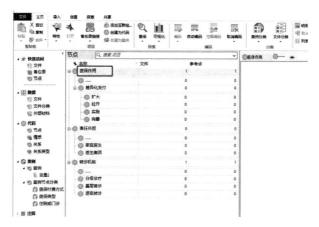

图 3-7　NVivo 快捷创建节点操作图

句话,也可能是一段话)全部选中,拖入到关键词(或搭配词)节点,以便项目组统一检查时判断该节点是否合理。其二,同一段文本内容可以多次编码。其三,编码时可以根据内容新增或删除关键词和搭配词的节点,如上述关键词编码第四条注意事项所示。编码工作视图参见图 3-8,关键词人工编码操作图参见图 3-9,人工编码后的关键词参考点(词频)示意图参见图 3-10。

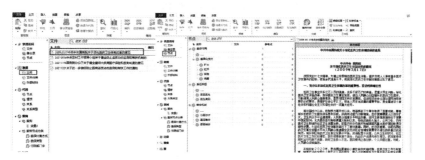

图 3-8　NVivo 编码工作界面示意图

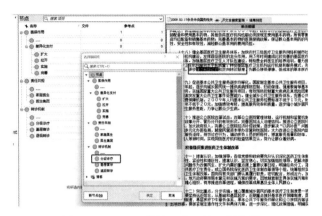

图 3-9　NVivo 关键词人工编码操作图

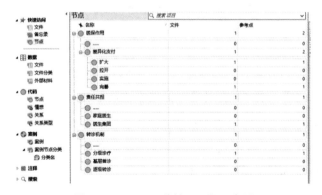

图 3-10　NVivo 关键词词频示意图

　　第三步，导出编码文件。项目组所有成员完成编码并合并（合并方法参见下文图 3-14 至图 3-17）后，需要把编码文件导出成一个 excel 类型文件，具体操作路径是"点击任意一级节点→共享→导出列表→保存类型：MS Excel（＊.xlsx）"。

　　2. 编码类型二：语句人工编码

　　语句人工编码需要在"代码-节点"栏目下操作。此类型编码的目的是用句子反映政策意图。从政策文件中提取独立语句的关键在

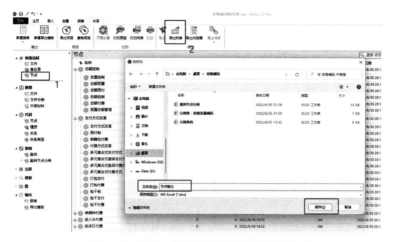

图 3-11　NVivo 关键词编码结果输出操作图

于识别表达同一个含义的句子在尽可能多的政策文本中的变型。研究者需要尽可能穷尽同一个句子的所有表达形式。

开展语句人工编码时有如下几个注意事项。第一，编码对象是句子而不是段落。不同于关键词人工编码（上述第二点注意事项），语句人工编码时对句子的定义是两个句号（。）之间的文字。这是因为网络爬取的部分政策文件不分段，无法准确识别段落。还要保证单次编码的句子应在一段，不跨段；若某个句子在文中跨段，则应分段拖入到对应节点。注意导入 NVivo 的文件都可再编辑，如果发现确有跨段句子需要整体拖入，可以编辑文件，删除分段符，然后将完整句子拖入到对应节点。第二，保证编入的句子的语义准确性。以对支付方式改革的编码为例，子节点"总额_基层医疗机构"（表明总额预算适用于基层医疗机构）中如果编入"探索按人头付费办法，同时积极探索总额预付、病种付费等多种付费办法。成立医疗保险付费方式改革领导小组，规划改革方案，医保经办机构负责组织实施，各定点基层医疗机构协同配合，鼓励广大居民积极参与的联动机制"，则无法保证匹配的准确性，因为这句无法准确体现总额预付对基层医疗机构的适用性。又如，子节点"单病种_普通门诊"（表明单病种付费适用于普通门诊服务）中如果编入"逐步将日间手术以及符合条件的中西医病种门诊治疗纳入医保基金病种付费范围"和"不得通过处方外购、院外检查或门诊处方、门诊检查等方式转嫁病种规定范围内医疗费用，增加患者负担"两句，则匹配不准确，尽管两句均出现"病种"字样，但不能准确体现"单病种付费"类型。再如，子节点"床日_基层医疗机构"（表明按床日付费适用于基层医疗机构）中如果编入"有条件的地区可探索将签约居民的门诊基金按人头支付给基层医疗卫生机构或家庭医生团队，患者向医院转诊的，由基层医疗卫生机构或家庭医生团队支付一定的转诊费用。对于精神病、安宁疗护、医疗康复等需要长期住院治疗且日均费用较稳定的疾病，可采取按床日付费的方式，同时加强对平均住院天数、日均费用以及治疗效果的考核评估"，则匹配不准确，因为"基层医疗机构"是和"按人头付费"而非"按床日付费"对应的。第三，保证编入的句子的语义完整性。例如，子节点"总额_全区"中如果编入"（三）全面实施阶段（2014年1月至2014年12月）。在取得试点经验的基础上，逐步推广付费方式改革范围；到2014年年底，进一步扩大试点成果，逐步形成医保付费方式改革配套政策体系，在全市范围内推广和实施行之有效的付费方式"，尽管这个句子所在的上下文可能是针对"总额预算"的，但该句没有出现"总额"字样，需要编入更多的上下文内容。第四，开展语句人工编码时，不必过于担心句子遗漏问题。语句编码的主要目的在于寻找表达相应政策意图的句子的尽可能多的变形。随着标注样本量的增加，各类变形句子结构大概率会被囊括。因而，语句编码最重要的是保证编入的句子的准确性。

语句人工编码的具体流程如下。第一步，开展母节点和子节点编码。其中，母节点指的是范围较宽的政策类别（例如总额预算、单病种付费、按床日付费、按人头付费等），子节点是范围较窄的政策适用领域（例如总额预算适用于职工医保、城镇居民医保、新农合还是城乡居民医保）。研究者需要仔细阅读每份政策文件，将相关语句拖入到对应的子节点中。与上述关键词编码相似，研究者需要事先设定"从子项合并编码"，保证拖入子节点的句子会自动编入母节点，以减少工作量。子母节点如图 3 - 12 所示。

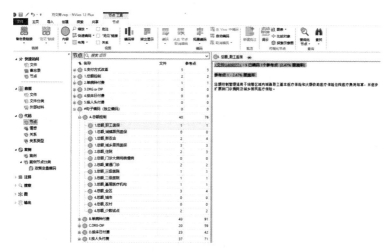

图 3 - 12　NVivo 子、母节点示意图

第二步，导出编码文件。项目组所有成员完成编码合并后，需要把编码文件导出成一个 excel 类型文件，具体操作路径是"输出→导出模板→按代码列出的编码汇总导出模板→代码. 分层名称→选择→自动选择子孙代码→♯句子编码→保存类型：MS Excel（＊．xlsx）"。导出的 excel 文件中最关键的信息是 A 列和 O 列。语句编码结果输出操作图如图 3 - 13 所示。

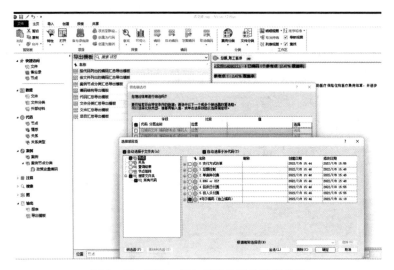

图3-13 NVivo语句编码结果输出操作图

　　需要指出的是，如果上述两类人工编码（关键词编码和语句编码）由多个成员合作完成，项目组需要首先合并各成员完成的不同编码文件，再统一导出为 excel 文件。在合并不同编码文件时，如果所有成员的编码节点具有相同的层次结构名称，则相同名称下的节点属性也会自动合并。如果不同成员在进行编码时增加了新的节点，则项目组在合并编码文件时需要稍加设置，保证这些新节点会自动作为新节点出现在最终的合并文件中。例如，如图 3-14 所示，当项目组在 A 成员编码文件的基础上加入 B 成员的编码文件时，若不同成员的节点不同，NVivo 会自动取并集，合并所有的节点。图 3-15 展示了合并不同文件时的设置操作图。图 3-16 展示了不同成员的编码文件合并后的效果。合并后，项目组可以讨论这些新节点的合理性，并将它们移动到主节点结构。

　　此外，如果同一份文件由多名成员独立编码，还可以通过 NVivo

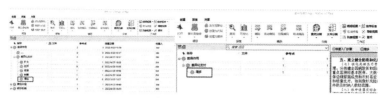

A 成员：主项目三级节点为"增加" B 成员：主项目三级节点为"增多"

图 3-14 NVivo 待合并文件示意图

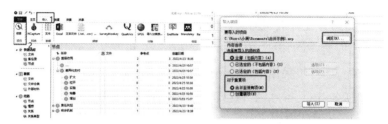

图 3-15 NVivo 合并文件时的设置操作图

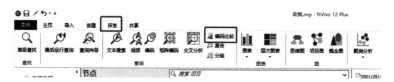

图 3-16 NVivo 合并文件后示意图

的"编码比较"工具对比这份文件的编码差异，检查不同成员对同一个概念的理解。编码比较示意图参见图 3-17。

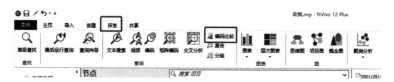

图 3-17 NVivo 编码比较示意图

(二) 机器编码阶段

经过上述人工编码，项目组标注了数百份政策文本，形成了关键词编码所需的关键词和搭配词以及语句编码所需的语句训练样本。接下来将介绍一些机器编码工具，用以开展自动化大规模的文本标注。

项目组首先开展机器编码的准备工作，依次完成搭建 Python 语言环境、安装 PyTorch、安装 Transformers 和安装 small-text 等任务。首先，项目组采用 Python 语言，搭建 Python 环境。针对自然语言处理任务，Python 是最合适的编程语言。一方面，Python 的学习和使用相对简单；另一方面，PyTorch 和 Transformers 等成熟的深度学习和自然语言处理框架都是基于 Python 搭建的，能够为项目组的任务提供很多便利。针对初学者而言，特别推荐安装 Anaconda 或者 Miniconda。其中，Anaconda 的优势在于可以便捷获取并管理程序包，同时可以统一管理环境，包含了 Conda、Python 在内的超过180 个科学包及其依赖项。Anaconda 的下载地址为 https://www. anaconda. com/products/distribution ♯ macos，安装教程可参考 https://zhuanlan. zhihu. com/p/32925500。如果是日常工作或学习，还可以考虑安装 Miniconda，下载地址为 https://docs. conda. io/ en/latest/miniconda. html。

其次，安装 PyTorch。PyTorch 是一个基于 Torch 的开源 Python 机器学习库，用于开发自然语言处理等应用程序。项目组通过 PyTorch 来搭建模型结构，微调 BERT 模型，完成自然语言处理任务。此部分的 Jupyter Notebook 实现代码参见附录 code 3_1_1。

再次，安装 Transformers。Transformers 是自然语言处理任务常用的模型，是 HuggingFace 开源的机器学习库，所提供的 API 能够下载和训练预训练模型,使得 PyTorch、TensorFlow 和 JAX 三个深度学习库之间达到无缝集成。项目组安装 Transformers 后,可以下载和使用众多开源的中文预训练模型,有助于快速训练所需模型。此部分的实现代码参见附录 code 3_1_2。

最后,安装 small-text。small-text 是一个模块化的 Python 库,它为文本分类和多标签任务提供了主动学习方法。它集成了 PyTorch 和 Transformers,使得 Python 生态系统可以轻松访问最先进的主动学习算法。项目组通过 small-text 实现模型的部署,并通过其内置的主动学习算法进一步优化模型,达到更好的分类效果。此部分的实现代码参见附录 code 3_1_3。

1. 关键词词频统计

项目组通过 NVivo 编码形成关键词和搭配词的标注样本后,按照关键词和搭配词的搭配规则,在政策数据库中检索所有的关键词和搭配词并统计其频次。具体而言,在同一语句(任意两个标点符号之间的文字)中,若关键词和搭配词同时出现,则统计一次。需要注意的是,一个关键词往往搭配了多个可相互替代的搭配词,统计时应注意搭配词之间的并集关系。具体的统计过程分为三个步骤:首先将政策全文分割为语句,其次检索出满足关键词搭配的语句,最后统计全文符合搭配的语句和关键词数量。此部分的实现代码参见附录 code 3_2_1,编码示例参见附录 code 3_2_2。

2. 语句自动标注

项目组通过 NVivo 编码导出标注语句后,使用标注样本训练语言模型,使得语言模型具备自动标注能力,并测试模型标注的精度,最后完成语句自动标注。样本语句标注任务分为多分类和多标签两种,其中多分类任务中一条语料数据只有一个标签,而多标签任务中一条语料数据可以有多个标签。每个任务的实现都需要经历三个步骤：首先，对语句数据进行预处理，分为训练集和测试集。其次，搭建模型结构，将训练集数据输入模型进行训练。最后，训练完成后，使用测试集数据验证模型结果。项目组以多分类模型为例，展示实现过程，实现代码参见附录 code 3_3_1，编码示例参见附录 code 3_3_2。

值得指出的是，语句编码需要人工标注训练数据集，对政策文件的人工标注要求研究者具有一定的专业知识背景（以医保支付方式为例，需研究者了解各类支付方式的具体内涵）。因此，如果通过扩大样本提高训练精度，会造成高昂的人工标注成本。项目组通过前期实验也发现，在对随机选取的语句样本进行标记时，仅仅扩大训练集数量很难大幅提升模型精度。为了解决这个问题，项目组结合了主动学习（Active Learning）工具进行辅助训练。主动学习工具能够通过精选样本提升模型精度，优化识别效果。在选择样本时，该工具能够自动选择信息含量高的语句样本，以此形成的人工标注样本可以显著提高模型识别精度。通过该工具开展的编码过程分为三个步骤：首先，加载和配置预训练模型，提取初始样本。其次，人工标注初始样本，对模型进行训练和测试。最后，如果训练结果达不到理想精度，则开启主动学习算法，选取另一部分样本进行人工标注，并继续对模型进行更新和测试。项目组在多分类模型的基础上，展示了主动学习的实现过程和标注结果，编码示例参见附录 code 3_4_1。

（三）关键词编码和语句编码方法的比较

关键词编码和语句编码各有优劣，具体表现在可靠性和可解释性两方面。关键词编码中，研究者根据自身对政策意图的理解提取关键词和搭配词，因此该方式产生的政策变量具有很强的可解释性。

然而,面对海量的政策文本,人工编码无法穷举所有关键词,关键词和搭配词的词语搭配也无法保证准确反映政策信息,因而关键词编码的可靠性和准确性较低。语句编码中,研究者通过人工标注产生训练语句,并指导机器自动提取语义信息,可以产生准确的标注结果。然而,深度学习模型的可解释性较差,研究者并不知道模型的学习与判断过程。可见,相比于关键词编码,语句编码牺牲了部分可解释性,但有更高的准确率和可靠性。

此外,除了上述两种编码方法,理论上还存在两种方法——整篇政策文本编码和段落编码。不同的编码方法考量的是政策文本标注和识别的最小单位。项目组通过实验,发现整篇政策文本编码和段落编码的劣势过大。其一,如果直接对整篇文本进行标注,需要人工阅读一个文本的所有内容,标注耗时较长,标注不够精准。此外,如果文本太长的话,模型难以训练。在项目组的任务中,政策文本的长度常常达到数千字符,而基于 BERT 开发的语言模型无法对长文本进行直接训练。其二,如果以段落为单位进行标注,虽然标注较精准,容易训练,但通过网络爬取获得的政策文本的分段规则不统一,影响标注精度。在政策文本爬取过程中,存在图片等多种格式的政策文件。在识别这些格式的政策文本时,项目组会损失掉一部分段落信息。

因此,项目组重点以语句为单位进行标注。在实际任务开展过程中,对语句标注的难度较小,也最为精准,模型开发训练也相对简单。项目组统计了政策语料库中语句长度的频率,如图 3-18 所示,绝大部分政策语句维持在较短水平,通过语句标注能够获得较为精准的识别效果。该图的编码示例参见附录 code 3_4_2。

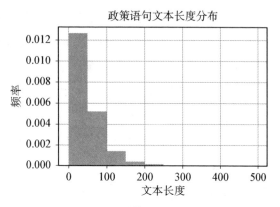

图 3 - 18　政策语句长度分布

三、政策变量的生成

项目组针对特定问题（例如各地医保支付方式改革的政策力度），使用第二部分的语句编码工具，对数据库中的百万份政策文本开展编码。完成编码后，项目组统计各标签在年份以及地区维度上的数量，进一步形成了政策变量。

（一）政策变量的生成

项目组以医保支付方式改革为例，统计形成了各地级市的医保支付方式改革和总额预算、单病种付费、DRG、按床日付费、按人头付费等五种具体类型的政策语句数量。在此基础上，项目组分别以语句和政策为最小单位，识别了各地相应的数量，作为测量医保支付方式政策力度的政策变量。

其一，"地区-年份"维度的语句数量。项目组以语句为最小单位，统计了某一年份某一地区所出台的医疗政策文本中的医保支付方式改革语句数量。统计结果如图 3 - 19 所示。

code	province	city	year T	支付方式改革	总额	单病种	DRG	按床日	按人头
130900	河北省	沧州市	2009	1	1	1	0	0	0
130900	河北省	沧州市	2010	0	0	0	0	0	0
130900	河北省	沧州市	2011	0	0	0	0	0	0
130900	河北省	沧州市	2012	3	2	1	0	0	0
130900	河北省	沧州市	2013	18	3	5	1	0	0
130900	河北省	沧州市	2014	10	1	6	0	0	0
130900	河北省	沧州市	2015	5	1	3	0	0	0
130900	河北省	沧州市	2016	1	0	1	0	0	0
130900	河北省	沧州市	2017	7	1	3	0	0	0
130900	河北省	沧州市	2018	5	1	3	0	0	0
130900	河北省	沧州市	2019	0	0	0	0	0	0
130900	河北省	沧州市	2020	0	0	0	0	0	0
131000	河北省	廊坊市	2009	0	0	0	0	0	0
131000	河北省	廊坊市	2010	0	0	0	0	0	0
131000	河北省	廊坊市	2011	0	0	0	0	0	0
131000	河北省	廊坊市	2012	6	3	3	0	1	2
131000	河北省	廊坊市	2013	4	1	3	0	0	2
131000	河北省	廊坊市	2014	7	4	5	0	0	2
131000	河北省	廊坊市	2015	12	7	5	0	1	1
131000	河北省	廊坊市	2016	2	0	2	1	0	1
131000	河北省	廊坊市	2017	11	6	6	2	0	2

图 3‑19　医保支付方式政策语句数量的统计结果

其二，"地区-年份"维度的政策数量。项目组以政策文本为最小单位，统计某一年份某一地区所出台的医保支付方式改革政策文本的数量。统计结果如图 3‑20 所示。

code	provinc	city	year T	支付方式改	总额	单病种	DRG	按床日	按人头
130900	河北省	沧州市	2009	0	0	0	0	0	0
130900	河北省	沧州市	2010	0	0	0	0	0	0
130900	河北省	沧州市	2011	1	1	1	0	0	1
130900	河北省	沧州市	2012	2	2	2	0	0	1
130900	河北省	沧州市	2013	1	0	1	0	0	0
130900	河北省	沧州市	2014	2	2	1	0	0	1
130900	河北省	沧州市	2015	0	0	0	0	0	0
130900	河北省	沧州市	2016	2	1	1	0	1	1
130900	河北省	沧州市	2017	3	1	2	1	0	1
130900	河北省	沧州市	2018	1	1	0	0	0	0
130900	河北省	沧州市	2019	0	0	0	0	0	0
130900	河北省	沧州市	2020	0	0	0	0	0	0
131000	河北省	廊坊市	2009	0	0	0	0	0	0
131000	河北省	廊坊市	2010	0	0	0	0	0	0
131000	河北省	廊坊市	2011	0	0	0	0	0	0
131000	河北省	廊坊市	2012	2	0	2	0	0	2
131000	河北省	廊坊市	2013	2	1	1	0	1	2
131000	河北省	廊坊市	2014	4	3	6	0	1	1
131000	河北省	廊坊市	2015	6	4	6	0	2	2
131000	河北省	廊坊市	2016	2	0	2	2	0	2
131000	河北省	廊坊市	2017	7	6	3	0	0	0

图 3‑20　医保支付方式政策文本数量的统计结果

(二) 宏观政策数据和微观个体数据的匹配

形成政策变量后，项目组进一步结合微观个体数据，开展政策评估。为了获取反映微观层面人们医疗费用的数据与变量，项目组下载并整理已公开的各类家庭和个人调查数据，实现政策数据库和调查数据的整合。本书所用的调查数据来源于中国健康与营养追踪调查(CNHS，2000、2004、2009、2011 和 2015 年调查数据)、中国家庭追踪调查(CFPS，2012、2014、2016、2018 和 2020 年调查数据)、民政部低收入家庭调查(2011—2017 年调查数据)等。采用多套调查数据，一是为了识别尽可能多的微观个体变量，二是为了增加研究结果的稳健性和可信度。在微观调查数据的清理过程中，本书识别了每个调查所开展的省份和地市名称。

此外，本书还整理了一系列统计年鉴数据，获取宏观层面的其他控制变量。这些统计年鉴包括涉及省级层面变量的《中国统计年鉴》《中国卫生健康统计年鉴》和《中国劳动统计年鉴》，以及涉及地市级层面变量的《中国城市统计年鉴》和《中国区域经济统计年鉴》。

本书通过各类数据中的地区名称和年份实现宏微观数据和变量的匹配。在政策网站的收集过程中，本书已经按不同省份、地市以及不同发文机构分门别类地梳理出各地各部门的具体名称。在此基础上，本书开展具体的政策评估。

第四章

医疗保障政策的分析框架

政策分析是政策评估的基础,是提取政策变量的前提。第三章介绍了医疗政策数据库的建设过程和政策文本挖掘的操作流程,但二者之间需要加入重要的政策分析环节,才能提取有理论和现实意义的政策变量。本章的目的是发展一个医疗保障政策的分析框架,实现对医保政策不同改革意图的综合分析。本章首先梳理我国医保制度的演变规律,进而提出"扩容型-约束型"政策分析框架,为后续的政策评估提供政策变量。

一、我国医疗保障制度的演变规律

从上世纪 90 年代开始,我国经济体制的转型造成原有的医疗保障制度出现可持续性危机,带来大量与就医相关的社会问题,主要表现为"看病难""看病贵""因病致贫""因病返贫"等。

为了解决这些问题,国务院在试点的基础上,于 1998 年颁布《关于建立城镇职工基本医疗保险制度的决定》,为有正式劳动关系的城镇职工建立城镇职工基本医疗保险制度(职工医保)。2003 年,国务院办公厅转发卫生部等部门发布的《关于建立新型农村合作医疗制度的意见》,在农村开展新型农村合作医疗制度(新农合)试点。2007年,国务院颁布《关于开展城镇居民基本医疗保险试点的指导意见》,建立城镇居民基本医疗保险(城居医保),解决城镇非就业居民的医疗保险需求。此外,针对贫困群体的医疗救助制度于2003年和2005年分别在农村和城市开展试点,并于2009年完成城乡统筹。

各类医疗保障制度建成后,各级政府通过不断地发展和完善政策内容,进一步增强现有制度的覆盖广度和深度。2009年,中共中央和国务院发布了《关于深化医药卫生体制改革的意见》,标志着新医改的正式启动。新医改的最大特色在于医疗卫生领域公共财政的转型,政府卫生筹资的责任与医疗卫生的公益性得到进一步强化,以解决过去三十年政府投入不足的问题。政府财政责任的回归推动了医疗保险的迅猛发展。目前,三大医疗保险基本实现了全民覆盖。从2016年开始,针对城乡居民分别设立的医疗保险制度开始进行整合。目前,各地完成了城乡居民基本医疗保险制度的统一。2018年,国家成立了国家医疗保障局,整合了人社部的城镇职工和居民基本医疗保险及生育保险职责、卫健委的新农合职责、发改委的药品和医疗服务价格管理职责以及民政部的医疗救助职责,进一步集中了医疗保障领域的治理权限。

在改革进程中,医疗保障逐渐被赋予了多样化的功能。总结起来,改革的规律表现为两种不同导向的力量的交织迭代。一种力量是扩容型改革,表现为医疗保障利益包逐渐扩大和保障水平逐步提升,旨在通过动员各方资源,降低个人就医负担比例,保证医疗保障的公平性。这种改革在医保制度发展初期表现得尤其明显,政府主要通过扩大医疗保障的利益包来提高保障水平,促进人们的医疗服务使用率,减轻人们的费用负担。另一种力量是约束型改革,表现为医保改革进程中,各级政府采取一系列费用控制、医疗需求控制、质量控制等举措,不断加强医保第三方购买能力建设。医疗保障制度在医疗系统中具有基础性作用,是连接医疗卫生服务供给方与需求方的重要纽带,也是连接医疗服务组织和药品市场的杠杆和调节阀。在缺乏严格的供方约束的情况下,单一的扩容型政策措施带来的财政和医保资源投入难以有效解决"看病贵"和"看病难"问题,有如下两点原因:其一,从医生的角度看,医疗服务具有高度的专业性,因而医生在患者面前具有极大的信息优势和权威性,容易产生"供方诱导需求"行为;其二,从医疗机构的角度看,公立医院在我国的医疗市场中具有行政和市场双重垄断地位,而医保部门力量不足,没有足够的能力和激励通过契约和谈判来降低医疗服务价格,基本不能构成对医疗机构的约束性力量(Xu and van de Ven, 2009; Yip and Hanson, 2009; Gao et al., 2014; Liu and He, 2018)。在此背景下,扩容型政策可能会进一步扭曲医疗机构和医生的行为激励,产生过度医疗问题,浪费大量医保资源,并导致卫生费用的大幅上涨,进一步抬高患者的医疗费用。近几年,各级政府相应出台了一系列约束型措施,通过加强医保部门的购买能力来进一步规范医疗机构的行为(Barber et al, 2014; Yan et al., 2019)。约束型政策措施有望进一步约束并规范供方和需方的行为,提升扩容型政策的效率和效用。简言之,单纯的扩容型政策措施并不能缓解患者的医疗费用风险,甚至会有反向作用;只有引入约束型政策,扩容型改革的政策目的才能得以实现。

为了兼顾政策测量的综合性和政策分析的简约性,本书建立了一个"扩容型-约束型"的政策分析框架,将上述诸多改革措施依细分领域纳入到该框架中,详见表4-1。两种导向的政策代表不同的政策意图:扩容型政策旨在通过资源投入提升医保待遇,约束型政策旨在通过加强监管来抑制医保基金支出过快增长,约束供需双方的不合理行为。

表4-1 扩容型和约束型医保政策:一个分析框架

改革导向	措施分类	具 体 内 容
扩容型	建立补充保险	完善补充医疗保险;加快商业保险发展
	完善兜底保障	完善医疗救助制度
	提高医保待遇	提高报销比例;提高封顶线;增加病种覆盖范围;实施门诊统筹
	扩大医保目录	扩大医保目录覆盖范围(包括药品目录、诊疗项目目录以及服务设施范围和支付标准目录)
约束型	改革支付方式	推行总额预付、按病种付费、按人头付费、按床日付费等预付制支付方式
	推动价格谈判	医保部门参与药品、医疗服务和医用耗材价格谈判
	加强经办管理	医保部门推动与定点医疗机构的协议签订和管理工作;加强定点医疗机构和定点药店的筛选和管理,完善退出机制

二、扩容型医保政策

扩容型医保政策主要包括建立补充性制度、完善兜底保障、提高待遇水平和扩大医保目录范围等措施。已有研究表明,医疗保障通过不断提升报销比例和封顶线、扩大医药服务目录等措施,对促进医疗服务利用、提高就医可负担性以及保障基本生活水平等方面产生了一定政策效果(Klotzbücher et al., 2010; Li et al., 2011; Yuan et al., 2017;江治强,2018)。

（一）建立补充保险

经过长达二十余年的医保扩面行动，我国全民医保的建制目标基本实现。然而，由于发展水平限制，三大基本医疗保险长期以来遵循"广覆盖、保基本"的制度原则，在现阶段还不能够为参保者提供完全充分的风险保护。因而，补充性医疗保障制度应运而生，包括针对城镇职工的补充保险、针对城乡居民的大病保险和针对所有人群的商业保险，旨在进一步拓展和延伸基本医保的功能（仇雨临，2019）。例如，为进一步解决城乡居民因患大病造成的支出风险，国家发改委等六部委于 2012 年发布《关于开展城乡居民大病保险工作的指导意见》，要求各地建立大病保险制度。大病保险的保障对象为城镇居民医疗保险和新农合的参加者。保障范围与这两种保险相衔接，针对发生高额医疗费用的参保人，报销其实际自付医疗费用的 50% 以上。2016 年底，大病保险参保人数为 10.5 亿，基本达到应保尽保；政策范围内报销率平均为 57% 左右，在基本医疗保险基础上将实际报销率提高了 13.85%（朱铭来等，2017；高广颖等，2017；李华、高健，2018）。目前，我国逐渐形成了以基本医疗保险为主体、城乡医疗救助为托底、医疗保险和商业健康保险等多种形式为补充的多层次体系（仇雨临、王昭茜，2019）。

在实际运行方面，补充医保采取属地化的管理体制，各地政府拥有确定大病保险起付标准、报销比例、补偿限额和覆盖范围的自由裁量权，发展出形式大体一致但内容不一的大病保险制度。例如，截至 2017 年，大病保险起付标准的区域差异明显，青海省为 5000 元，而北京则为 30000 元；保障范围也不尽相同，浙江、山东、四川、内蒙古等省区将癌症靶向药纳入大病保险报销范围，而其他省份则没有；补偿限额方面，大部分省份设定了封顶线，北京、青海、辽宁、四川、甘肃等地则没有设定(王超群等,2014;谢卫卫等,2017;毛瑛,2017;朱铭来等,2017)。这种地区差异化的政策内容可以采用本书所发展的政策测量方法加以测量。

(二) 完善兜底保障

在完善兜底保障方面,我国建立了医疗救助制度,旨在缓解城乡低收入家庭的疾病费用负担。其主要内容分为两部分:第一部分是参保资助,对重点救助对象参加城乡居民医保的个人缴费部分进行补贴,包括对特困供养人员的全额资助以及对最低生活保障家庭成员的定额资助等。第二部分是现金救助,对经基本医疗保险、大病保险等补偿后救助对象仍难以负担的医疗费用给予救助,对因各种原因未能参加基本医疗保险的救助对象的自付医疗费用直接给予救助,帮助困难群众获得基本医疗服务。

相比于基本医疗保险制度,医疗救助制度实施时间较晚,具体政策大多为县级政府规定和统筹。目前,对区域差异化的医疗救助制度的实证评估研究较为缺乏。Hao 等人(2010)对重庆市两个县的医疗救助制度、Ma 等人(2011)对河北省和四川省医疗救助的实施情况、方黎明等人(2012)对城镇医疗救助以及 Liu 等人(2017b)对城乡医疗救助的研究都显示,尽管中央和地方政府投入了大量医疗救助资金,但由于起付线、报销比例、封顶线和审批手续等方面的政策设计和执行问题,医疗救助所发挥的作用十分有限。

(三) 提高医保待遇

待遇水平提升是医保扩容型改革的主要内容。在制度设立之初,由于覆盖率不足和筹资水平有限等问题,基本医保的待遇水平长期维持在较低水平。随着覆盖范围的扩大和筹资能力的提升,医保不断提高政策范围内报销比例和封顶线,大幅提高了实际的待遇水平,加强了对人们医疗费用风险的保护。此外,基本医保不断扩大病种覆盖范围,将特定大病和慢性病纳入报销范围;各地逐步实行城乡居民基本医疗保险门诊统筹,将门诊费用纳入医保报销范围内,对于切实缓解参保者的就医负担、加强就医费用风险保护发挥了较大作用(Klotzbücher et al.,2010;Li et al.,2011;Yuan et al.,2017)。2021 年后,各地逐步落实职工医保门诊共济保障制度,职工医保参保者的门诊费用也纳入了统筹基金保障范围内。

由于地方自由裁量权的存在,各地基本医保的起付线、报销比例、封顶线和覆盖病种范围不尽相同。通过挖掘各地医保待遇水平的政策差异,可以更为准确地评估医保待遇地区差异对个体医疗费用、医疗服务利用和健康水平的异质性影响。

(四) 扩大医保目录

医保制度建立之初,国家设计了三大基本医保目录——药品目录、诊疗项目目录以及服务设施范围和支付标准目录,用以规定基本医保待遇的范围。经过长期实践,中央和各地医保部门不断调整医保目录,扩大医保目录覆盖范围,纳入更多高性价比的项目,提升医保待遇水平。尽管如此,医保药品目录的调整仍存在一定问题,突出体现在滞后性方面。1998 年城镇职工基本医疗保险建立后,我国将医保目录调整定为每两年一次,但实际调整工作尤为缓慢。2018 年国家医保局成立前,医保药品目录仅调整过四次(2000 年、2004 年、2009 年和2017 年),尤其是从 2009 版到 2017 版,医保药品目录更新周期长达8 年之久,导致新药进入目录往往需要等待数年。国家医保局成立后,加强了药品目录的动态调整机制,将调整周期更新为每年一次。

值得注意的是,在 2023 年之前,除了中央医保部门外,各省有

15％的医保目录调整权限。从 2020 年开始，国家医保局设定了三年过渡期，各地按照第一年 40％、第二年 40％、第三年 20％的比例逐渐实现了全国医保目录的统一。通过挖掘不同时间各地医保目录覆盖的药品、医疗服务和医用耗材的范围及其动态变化，可以更为准确地评估医保目录范围对个体医疗费用、医疗服务利用和健康水平的影响。

三、约束型医保政策

约束型医保政策主要包括医保支付方式改革、推动价格谈判和加强定点管理等，目的是加强医保对医疗市场供方主体的约束，控制医疗费用过快增长，提升医疗质量，提高医疗服务提供效率。早在 2000 年，世界卫生组织便提出积极的战略性购买(Strategic Purchasing)策略，作为提高医疗卫生系统绩效的主要途径(WHO, 2000, 2010)。这就要求医疗保险机构通过有效的谈判机制、价格机制、支付方式和监督机制来发挥医疗保险对医疗费用的制约作用，并促使医疗机构提高医疗服务递送效率(Gao et al., 2014；Yip and Hanson, 2009；Yip et al., 2014；何子英、郁建兴，2017；顾昕，2012)。2009 年新医改以来，我国医改的重点在于矫正不合理的支付方式引发的对供方的不正当激励，逐步取消对医药价格的政府管制以及加强医保经办机构的组织能力等方面。

(一) 改革支付方式

2009 年的新医改方案中，中央政府要求各地"积极探索建立医疗保险经办机构与医疗机构、药品供应商的谈判机制，发挥医疗保障对医疗服务和药品费用的制约作用……强化医疗保障对医疗服务的监控作用，完善支付制度，积极探索实行按人头付费、按病种付费、总额预付等方式,建立激励与惩戒并重的有效约束机制"。在各地实践中,医保部门逐步开始探索适合本地的医保支付方式,相继采用各种不同类型的预付制支付方式,包括 2012 年左右开始推行的总额预付制,门诊统筹中常用的按人头付费,住院治疗常用的按床日付费,以及近几年各地大力推进的按疾病诊断相关分组付费(DRG)和按病种分值付费(DIP)。

　　医保支付方式同样存在较大地区差异。例如,大庆、蚌埠等地仍实施按服务项目付费和单病种付费,而北京、无锡、三明等多个城市已进入 DRG 实际付费阶段(彭颖等,2018;王沛陵等,2018;朱铭来、王恩楠,2021;Jian et al.,2015;Wang et al.,2017)。目前,支付方式相关政策的推广一般需要试点城市进行试验来检验政策效果,各地试点开始时间不同;此外,试点城市分为国家级、省级和市级等不同级别,即便相同级别的试点城市的具体政策也有不同。2019 年国家医保局确定了 30 个 DRG 付费国家试点城市,并要求所有统筹区在 2022 到 2024 年间全面完成 DRG 或 DIP 付费方式改革。然而,韶关等城市计划于 2023 年才开启 DIP 或 DRG 付费方式改革,与国家试点规划的开始时间相差 3 年多时间。不论是政策的制定成熟度亦或是政策的实际运行机制,同一支付方式政策在不同地区具有巨大差异,也会产生不同效果。

(二) 推动价格谈判

　　在药品和医疗服务价格形成方面,我国逐渐从政府全面管控转向引入竞争机制。从 2015 年起,国家发改委全面取消药品政府定价,药品实际交易价格开始主要由市场竞争形成。在药价形成的市场机制中,医保部门也逐渐扮演愈发重要的角色。2018 年国家医保局成立前,各地医保部门不断探索和医疗机构以及药品供应商的价格谈判,通过议价的形式降低医疗服务费用和药品费用(Gao et al.,

2014;Yip et al., 2014;仇雨临,2017;郎婧婧等,2017)。2018 年国家医保局成立之后,国务院将药品、医疗服务和医用耗材的价格管理权限从发改委转移到医保部门,医疗价格形成机制逐步得以理顺,医保团体议价的能力进一步加强(李乐乐,2019)。

推动价格谈判的政策努力同样存在较大地区差异。在国家医保局成立前,各省的药品集中招标采购机构通过招标形成医保药品的最高价格。这使得同一个药品在不同省份之间存在巨大价格差异(刘军强、刘凯、曾毅,2015)。各地医保部门在药价形成过程中的角色边缘化,但仍有部分地区的医保部门针对一些特殊品类的药品开展价格谈判(Liu,2016)。国家医保局成立后,国家层面加强了对医保药品价格的集中谈判和采购力度,但医疗服务价格的形成仍具有较大地方特色,各地具有程度不一的自由裁量权。

(三) 加强经办管理

医保经办机构的组织建设是医保改革进程中的关键配套措施之一,是优化医保基金支出效率和配置的重要决定因素。在医疗费用持续增长的形成机制中,医保经办机构低效的组织能力是一个重要因素(刘凯、和经纬,2018)。已有研究发现医保经办机构的经办能力不足,表现为经办人员数量不足、内控机制不合理、医保谈判机制不健全等(陈苏南,2010;张国庆、林玳玳,2011)。医保经办机构的职能集中体现在其与定点医疗机构签订的医疗服务协议中,通过协议管理发挥控制医疗费用增长、监督医疗服务质量等功能。2009 年新医改以来,围绕协议签订和管理工作的优化,各地出台一系列政策举措,加强医保部门的谈判能力与激励;同时,加强医保部门对定点医院和定点药店的筛选和管理工作,完善定点机构的退出机制。

医保经办管理的改革进程也存在较大地区差异。由于医保统筹层次不一,各地经办机构的人员数量、财政投入水平、信息平台建设等指标均存在较大差异。以城乡居民医保为例,2019 年,北京、上海、天津、重庆、西藏、宁夏、海南等 7 个省份已经实现了省级统筹,但仍有部分省份维持县区级统筹(付明卫、徐文慧,2019)。在医保统筹层次越低的地区,经办机构在上述指标上的表现越差。统筹层次不一造成了医保制度的碎片化,进而造成了各地经办管理水平的地区差异。

四、我国医保政策类型及地区差异的初步分析

本书通过建立一套覆盖中央级、省级、地市级政府部门的医疗政策数据库,从政策文本中挖掘反映"扩容型-约束型"政策意图的政策变量,服务于政策分析和政策评估。

本章以职工医保为例,结合"扩容型-约束型"政策分析框架,初步分析了两类医保政策的地区差异。项目组采用 TF-IDF(Term Frequency-Inverse Document Frequency)关键词提取技术,从政策数据库中分别识别体现两种改革导向的关键词。TF-IDF 技术用于评估某字词对于一个语料库(医疗政策库)中一份文件的重要程度,其重要性与它在这份文件中出现的次数成正比,但与其在整个语料库中出现的频率成反比。项目组对每个政策文本提取 5 个关键词,用于识别政策意图。为了提高关键词的匹配质量,项目组采用"斯坦福自然语言处理(Stanford Natural Language Processing)"开源工具包及其词向量模型搜索这些关键词的同义词,将找到的同义词添加到关键词主列表中,形成一份扩大版的政策关键词列表。此外,为了更为准确地测量政策所体现的改革方向,项目组给部分语义中性的关键词匹配一系列搭配词,例如一份政策文本出现"报销比例"这个关键词时,在同一个句子中必须出现"提升""提高""增加"或"扩大"等搭配词,才算

作至少一次词频；而包含"自付费用"关键词的同一个句子中必须同时出现"降低""减少""控制"或"下降"等搭配词，才记作一次词频。

最后，项目组结合表4-1的分类，对职工医保政策文本的关键词进行开放式编码和归类，将"报销比例""个人负担"和"药品目录"等关键词及其搭配词归类到扩容型医保政策类别，将"支付方式""药品价格谈判"和"医保定点"等关键词及其搭配词归类到约束型医保政策类别。项目组分别对两种改革导向涉及的所有关键词的年度累计词频进行加总，每个年份的关键词词频包含前面所有自然年份的词频。表4-2展示了"扩容型"和"约束型"政策关键词及其搭配词的分类。

表4-2 职工医保政策文本中的关键词

分类	改革策略	政策关键词	搭配词
扩容型	建立补充保险	补充医疗保险、重大疾病保险、重大疾病报销、医疗救助、住院服务救助、门诊服务救助、疾病救助、私人医疗保险、商业医疗保险	
	提高医保待遇	报销比例、补偿比例、支付比例、统筹基金支付、费用报销、封顶线、最高支付限额	提升、提高、扩大、增加、调整、覆盖、纳入
		起付线、起付标准、个人自付、自付比例、自付费用、个人负担、患者负担、患者自付、自付费用、自付比例、患者自负、费用自负	下降、降低、减少、取消
	扩大医保目录	药品目录、三个目录、基金支付范围、医保目录、报销目录、甲类药品、乙类药品、医保用药、医保药品、诊疗项目目录、诊疗项目范围、诊疗目录、基本医疗保险诊疗项目、服务设施标准、服务设施目录、服务设施范围、服务项目目录、医疗服务设施、住院服务标准、医疗器械和耗材目录	提升、提高、扩大、增加、调整、覆盖、纳入

分类	改革策略	政策关键词	搭配词
约束型	改革支付方式	支付方式改革、付费方式改革、支付制度改革、总额预付、总额预算、总额控制、定额付费、DRG、疾病诊断相关分组、按病种收费、按病种支付、按病种付费、单病种付费、按病种、点数法、点数付费、分支付费、病种分值、按人头付费、按人头支付、按人头收费、按人头、按床日、床日支付、床日付费、按服务单元、按服务单元付费	
		费用控制、费用管控、费用的控制、成本管控、控制费用、支出控制、成本控制、成本管理、控费、次均费用、日均费用、床日费用、总量控制、控制总量、总量平衡、总量管理、数量控制、规模控制	医疗保险＋改革、控制、限制、减少、降低
	推动价格谈判	药品价格谈判、药价谈判、谈判机制、议价采购、药品议价、抗癌药品价格、耗材价格谈判、耗材议价	医疗保险
	加强经办管理	医保定点、医疗保险定点、定点医保、定点药店、定点医院、定点医疗机构、经办、经办管理、经办服务、经办模式、医保经办、保险经办	提升、提高、扩大、增加、调整、覆盖、纳入、加大、促进、加快、鼓励、支持、改革、完善

注：每个关键词及其搭配词必须出现在同一个政策文件的同一句话中，否则不被视作能标明改革方向的关键词。此外，由于该表分析的是职工医保政策，因而"扩容型"类别中不包括"完善兜底保障"子类。

　　由于职工医保制度以地市级为基本单位建立，政策细节多由市级政府或职能部门统一制定，且各地市正在大力推进市级统筹，本章将政策分析的层次设定为地级市层次。图 4 - 1 展示了 1998—2020

年各地市职工医保政策中相关关键词的累计词频。可以看出，虽然各地实行同名的职工医保政策，但扩容型和约束型政策力度的地区差异极大。这为本书所发展的政策综合测量方法提供了丰富的变量变异范围。

需要注意的是，"扩容型-约束型"的二分简约框架只能大致上反映医保政策的意图和改革导向。为了提出更具有针对性的政策建议，本书还从具体领域入手评估医保政策的效果。这些领域中，尤以医保支付方式改革最引人注目。医保支付方式改革属于医保约束型改革的核心领域，推进支付方式改革有助于塑造强有力的第三方，推动医保战略性购买。本书将在第八章评估医保支付方式改革的政策效应。

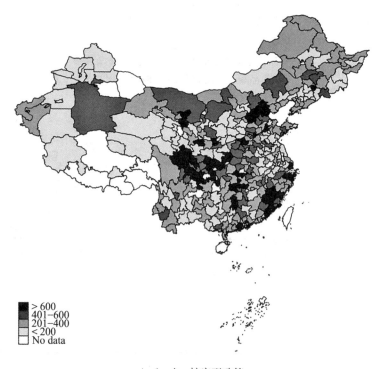

> 600
401–600
201–400
< 200
No data

4-1-A　扩容型政策

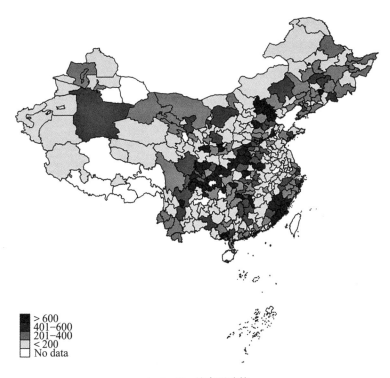

4-1-B　约束型政策

图 4-1　各地市职工医保政策"扩容型-约束型"导向差异

注:两幅图展示的是 1998—2020 年各地市职工医保政策中"扩容型-约束型"关
键词的累计词频。数据来自本书建立的医疗政策数据库。

应 用 篇

第五章

多重医疗卫生体制改革对低收入家庭灾难性医疗开支的影响

一、问题的提出

世界上许多国家都在逐渐开展重大的医疗卫生体制改革。这一趋势在那些正在同时推进医疗筹资机制改革（尤其是社会医疗保险领域）和医疗服务递送系统改革的发展中国家体现得尤为明显（Atun et al., 2015；Chu et al., 2019；Yip et al., 2019）。系统性的医疗卫生体制改革在技术操作上极为复杂，需要连贯的设计和协调实施。前人研究表明，不协调的改革措施往往会产生相互矛盾的激励，进而削弱其预期效果（Liu et al., 2000；Meessen and Bloom, 2007；Pei et al., 2000）。然而，面对这种复杂改革工程，政策制定者有限的分析和协调能力常常会导致不尽人意的结果（Bali and Ramesh, 2019；Ramesh and Wu, 2008）。在那些因行政官僚体制分散而导致卫生政策复杂化的国家，各政府部门多存在各自为政的问题，导致政策协同难题尤为普遍（Hsiao, 2007；Qian, 2015）。

20 世纪 90 年代，经济合作与发展组织和其他国际组织（如世界银行)向发展中国家和新兴工业化经济体大力推荐社会医疗保险。在一些国家，社会医疗保险主要由雇主和雇员共同出资，国家仅作有限干预；而在另一些国家，政府行政部门或准行政部门通过提供参保补贴和管理基金的方式扮演着更加积极的角色(Hsiao and Shaw, 2007)。主流观点认为，大力推进社会医疗保险扩面进程，既能够加强第三方购买机制建设，管控医疗供方行为，又能够将广大的无保险人口纳入"全民健康覆盖"(Universal Health Coverage)体系(Hsiao and Shaw, 2007; Li et al., 2011; Obermann et al., 2006)。过去三十年来，许多国家(如越南、中国、尼日利亚、泰国和印度等)建立了社会医疗保险制度，并逐步扩大医保覆盖面。尽管取得了显著扩面进展，但政策制定者们也愈发认识到，社会医疗保险并不一定是实现全民健康覆盖目标的"特效药"。医保制度可能会强化"供方诱导需求"问题，进而极大地推动医疗成本上涨(Wagstaff and Lindelow, 2008; Yu et al., 2020)。如果新成立的社会医疗保险机构无法以"战略性购买"(Strategic Purchasing)的方式有力地影响医疗服务提供者的行为(Lu and Hsiao, 2003; Ramesh, Wu and He, 2014)，社会医疗保险的扩张有可能会降低低收入家庭的医疗服务可及性、提升灾难性医疗支出的发生风险(Dorjdagva et al., 2016; Ekman, 2007)。然而，在现实中，许多社会医疗保险机构的购买能力孱弱，难以用相对强硬的方式监督供方行为，因此建立第三方购买机制并不一定能达到成本控制的预期效果(Liu and He, 2018; Hsiao, 2007)。如果无法在不影响医疗质量的前提下，通过供给侧改革控制医疗服务提供方的逐利行为，那么全民健康覆盖的目标就难以实现(Limwattana-non et al., 2015)。

在此背景下，许多国家同时在医疗筹资和服务递送领域进行了多重改革。这些改革在多大程度上能够遏制成本上升，提高医疗服务的可负担性？对低收入人群的影响如何？它们之间是否存在积极的协同作用,共同实现预期结果的最大化? 或者,它们之间是否存在消极的负面作用,抵消个别干预措施的效果? 由于多重医疗卫生体制改革的结果往往难以拆分,导致因果关系的剥离变得十分困难,因此如何对这些多重改革进行效果评估一直是一个难题。同时,在行为主义方法论的影响下,过去大多数研究主要检验个人的政策参与行为是否影响其医疗支出,通过准实验性或观测性设计进行政策评估(Wagstaff and Lindelow, 2008)。然而,这种微观层面的个体政策参与并不一定能够反映政策本身的设计和执行情况,也不能反映政策从组织或个体层面对供方行为所产生的复杂影响。例如,社会医疗保险不但可以直接影响患者的医疗支出,还可以通过影响医疗服务提供者和药品供应商的行为,进而间接影响患者的医疗支出。此外,在微观层面对个人参与政策行为进行"参与或不参与"的类型学划分,并不能完整而清楚地揭示同一政策的地区异质性。因此,考虑如何建立多重医疗卫生体制改革和个人层面医疗支出之间的联系是十分必要的。一个可能的解决方案是将宏观层面的政策数据与微观层面的家庭数据相匹配,从而探索那些复杂的宏观干预措施在影响个体效用的过程中,一系列中观层面的影响机制的实际表现。

近年来,大数据技术的快速发展使得建立宏观层面的政策数据库成为可能。大数据分析在政策研究中的一个重要应用是文本挖掘,这种"文本即数据"(Text as Data)的方法能够通过特定算法,从大型非结构化的政策文本语料库中挖掘众多政策的干预目的和潜在导向(Grimmer and Stewart, 2013; Sun et al., 2019)。与传统的微观层面的调查数据不同,政策文本分析更加独立于研究人员的主观判断,并且包含更丰富的实时动态信息。本研究建设了一个涵盖中国医疗卫生体制改革多重措施的宏观政策数据库,利用政策文件中的关键词提取政策意图,并将其与微观层面的家庭调查数据相匹配。

这一新颖的研究方法为本研究探索多重医疗卫生体制改革对家庭医疗支出的影响提供了数据基础。

本研究以中国为例，旨在检验多重医疗卫生体制改革对低收入家庭灾难性医疗支出（Catastrophic Health Expenditure）的影响。之所以选择低收入家庭作为分析对象，是因为他们本应是医疗卫生体制改革的最大受益者，但事实似乎并非如此。自2009年以来，中国政府致力于解决长期存在的"看病难"和"看病贵"的问题（Wang and Zhou，2020）。尽管随后的十余年期间中国政府进行了一系列改革，社会医疗保险几乎完成全民覆盖，但现有证据表明，医疗费用仍在持续上升，因疾病引致的财务风险仍广泛存在（Somanathan et al.，2014）。在中国，一半以上低收入家庭的贫困诱因都和灾难性医疗支出相关（Zhou et al.，2020）。2015年，中国发起了一场全国性的反贫困运动，投入了大量资源，并于2020年消除了现行标准下的绝对贫困现象（Wang and Zhou，2020）。本研究也在缓解因疾病导致的财务风险问题上对这一议程及此后的贫困治理提供经验性启示。

本研究将中国医疗卫生体制改革启动以来所推出的数百项具体干预措施分为两大类：扩容型政策和约束型政策。前者指那些旨在扩大筹资保障机制覆盖面以及提高医疗服务递送网络运作能力的政策，这些政策在以"全民健康覆盖"为目标的发展中国家的医疗卫生体制改革中屡见不鲜。后者指那些对医疗服务提供者或使用者施加限制的政策，此类政策通常以成本控制为目的，既包括对需求方的干预，也包括对供给方的干预。这些政策虽然由不同的地市级政府制定落实方案，但由于中央政府的积极干预，大都在同一时间推行。这个"扩容-约束"的二分框架使本研究能够根据政策目标识别数百个相互独立的医疗卫生干预政策，并划分成简约但重要的类别。

本研究通过将宏观政策文本数据与微观家庭调查数据进行匹

配,探究了多重医疗卫生体制改革对于低收入家庭灾难性医疗支出的影响。具体而言,本研究检验了医疗筹资、医疗服务递送和药品领域的扩容型和约束型措施对低收入家庭灾难性医疗支出的影响。研究结果表明,在控制家庭和年份固定效应以及其他控制变量的影响后,扩容型政策(特别是在医疗筹资领域)的数量增长增加了低收入家庭灾难性医疗支出的发生概率;相反,约束型政策(特别是在医疗服务递送领域)的数量增长减少了低收入家庭灾难性医疗支出的发生概率;此外,约束型政策能够较好地缓解扩容型政策和低收入家庭灾难性医疗支出发生概率之间的正向关系。本研究表明,虽然提升医疗筹资领域的福利待遇是实现全民健康覆盖的决定性举措,但如果没有强有力的、协同性的供给侧改革来控制成本,就无法实现对相关弱势群体的基本财务保障。因此,卫生政策制定者必须以战略眼光看待医疗筹资和服务递送领域的不同政策之间复杂的互动关系。

本研究的贡献主要有三点。首先,本研究应用文本挖掘分析法,开展了一次分析中国医疗卫生政策的有益尝试。第二,本研究通过联结医疗卫生体制改革的政策导向和家庭医疗支出的实际数据,揭示了中间影响机制的动态过程,阐明了宏观层面政策改革影响微观家庭层面医疗支出结果的具体机制。第三,本研究的分析结果对中国在扶贫进程中如何化解低收入家庭的医疗支出风险提供了一定的政策启示。

二、中国的医疗卫生体制改革和主要政策举措

大量文献讨论了上世纪 80 年代的市场化转型以来中国医疗卫生系统中存在的问题和缺陷(Bloom and Gu, 1997;Yip and Hsiao, 2008)。进入新千年后,中国医疗卫生体制改革的主要特征是建立和逐步扩大社会医疗保险计划。中国政府分别于 1998 年、2003 年和 2007

年推出了城镇职工基本医疗保险、新型农村合作医疗和城镇居民基本医疗保险。在医疗保险持续扩面的过程中，国家强大的政治意愿和慷慨的参保财政补贴发挥了重要作用。为了进一步减少城乡差异和政策碎片化现象，新农合和城镇居民医保于 2016 年被整合为城乡居民基本医疗保险。到 2018 年，这些保险项目已覆盖了 96％的人口（National Health Commission，2019）。然而，如图 5-1 所示，社会医疗保险覆盖面的扩大与医疗费用的不断攀升相伴而生。2018 年，中国的卫生总支出攀升至 GDP 的 6.57％。已有研究表明，尽管民众的医疗服务利用率确实有了明显提高，但由于经济障碍造成的就医可及性问题却没有得到有效缓解（Liu et al.，2017a；Meng et al.，2012；Zhou et al.，2020）。

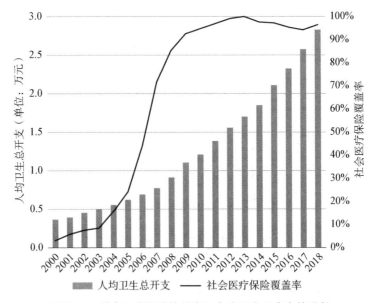

图 5-1　社会医疗保险的扩张和人均卫生总支出的增长

注：人均卫生总开支以 2000 年的价格为基准。社会医疗保险覆盖率的计算方法是用社会医疗保险参保人总数除以中国的总人口。来源：National Health Commission，China Health Statistical Yearbook 2019。

　　2009 年,中国新一轮的医疗卫生体制改革正式拉开序幕,最终目标是到 2020 年全面实现全民健康覆盖。新医改在医疗筹资、医疗服务递送和药品三个领域取得了积极进展。表 5-1 列出了这些改革策略在"扩容-约束"框架下的具体细节。

表 5-1　"扩容-约束"框架下中国医疗卫生体制改革的具体内容

改革导向	筹资	服务递送	药品
扩容型	● 建立补充性制度 ● 完善医疗救助 ● 提高医保待遇 ● 扩大医保目录	● 强化基层医疗机构 ● 鼓励民办医院进入 ● 发展"互联网＋医疗"	● 扩大药品供给范围 ● 保障短缺药供给
约束型	● 改革支付方式 ● 明确支付标准 ● 谈判药品价格 ● 加强经办管理	● 加强转诊系统建设 ● 改革医疗服务定价 ● 约束医生经济激励 ● 控制药占比 ● 推动医疗服务标准化、信息化 ● 建立现代医院管理制度	● 建立基本药物制度 ● 规范药品供给 ● 改革药品招标采购

(一) 医疗筹资改革

　　医疗筹资领域的改革最初聚焦于扩大社会医疗保险的覆盖面。近年来,提升医保待遇也愈发受到国家关注。不断增加的筹资水平降低了共付保险费率,同时进一步提高了报销上限(Liu et al., 2017a; Yip et al., 2012)。门诊费用最初被排除在医保支付范围之外,现在也被大多数地区纳入了报销范围(Yip et al., 2012)。为了给参保人提供额外的经济保障,中国于 2012 年引入了大病保险作为补充计划。除了改革社会医疗保险制度,中国政府还不断完善针对低收入家庭大额医疗支出的医疗救助制度（Liu et al.，2017b）。简而言之，这些"扩容"导向的改革政策明显提升了个人的医保待遇，也使得大多数人尤其是低收入者能够享受相应的医疗服务。

此外，以"约束"为导向的改革也在过去十年得以强化，用以确保社会医疗保险的长期可持续发展。例如，为了减轻许多地区医疗保险基金日益增长的支付压力，中国于 2012 年引入了总额预付制度；其他一系列预付制（如按人头付费、单病种付费、DRG、按床日付费等）改革也在试点中逐渐走向规范化（Jian and Guo，2009；Gao et al.，2014；Jian et al.，2015；He et al.，2017；Wang et al.，2017）。除支付方式改革外，医疗保险管理机构本着战略性购买的精神，在规范医疗服务提供者的行为方面发挥着越来越重要的作用（Yip and Hanson，2009）。

（二）医疗服务递送改革

在医疗服务递送领域，一系列扩容型政策也得以广泛实施。从 20 世纪 80 年代到 21 世纪初，受限于财政补贴的大幅削减，中国的三级医疗网络服务体系形成了头重脚轻的奇特结构：三级医院不断壮大规模的同时，基层医疗卫生机构却面临着服务能力弱、基础设施建设不足和人才流失等困扰。这个问题使得病人过度使用三级医院服务，造成医疗费用大幅增长。同时，有效转诊机制的缺乏进一步加剧了病人流向三级医院的趋势。自 2009 年以来，为了优化医疗服务递送系统，中国政府付出了巨大努力：一方面，中央政府向各地初级医疗机构注入了大量财政资金，以推动其升级基础设施和提升服务能力；另一方面，地方政府也实施了一系列的实验性举措，以改变现有以医院为中心的服务递送体系。例如，部分地区推动建立了整合三级体系资源的医疗联合体（Yip et al.，2019）。此外，政府还致力于培训一支能力突出的全科医生队伍。

扩容型政策还被政府运用在民营医疗机构的改革中。民营医院不仅能作为竞争者来推动公立医院的改革,还可以立足自身的差异化特征,发挥对于公办医疗卫生服务体系的补充性作用。2012 年,中央政府开始鼓励医疗卫生领域的私人投资,期望民营医院能够获得国内 20％的医疗市场份额(Yip and Hsiao, 2014)。此外,随着大数据和人工智能技术的广泛应用,互联网医院和在线医疗服务也如雨后春笋般快速涌现并蓬勃发展(Tu et al., 2015)。

虽然公立医院提供了 80％的医疗服务,但三十多年来它们一直受到利润动机的驱动。伴随着市场化改革,大量错位的激励机制造成医院和医生过度提供服务,催生了大规模的资源浪费现象和普遍的低效率现象(Yip and Hsiao, 2008)。同时,由于获得医疗服务的成本过高,公众的不满情绪也开始急剧上升。因此,从 2010 年开始,中央政府开始制定公立医院改革计划,尤其注意纠正对医生的大量不正当经济激励。在此背景下,中央要求地方卫生部门通过设定"科学目标"来严格控制医院成本的上升(He and Qian, 2013)。为了促进医疗仪器检查的有效使用并遏制过度开药现象,各地政府相继实施了一系列针对医院层面的政策措施,如药品零加价政策、双向转诊制度和其他行政干预举措等(Fu et al., 2018)。大多数医院都引入了临床路径模式,试图规范现有的临床方案(He and Yang, 2015)。许多医院还采取了自愿性改革行动,以减少非必要治疗和过度开药现象(Barber et al., 2014)。以上举措都是为了减少非必要的资源使用,并遏制灾难性医疗支出的发生。可见,当前一线的医务工作者在临床实践中面临着比过去更多的限制和约束。

(三) 药品改革

鉴于药品政策在中国医疗卫生体制改革中的重要作用,本研究将其单独归为一类。许多年来，扭曲的定价机制、不合理的高利润率、药品采购中猖獗的腐败问题以及医药产品价格的飞涨一直困扰着中国的医疗系统（Liu et al., 2000）。药品支出在中国卫生总支出的占比达到 40% 以上，这种情况在其他国家的医疗卫生系统中非常少见（Fu et al., 2018）。为了确保仿制药和短缺药品的供应和使用，中国政府出台了一系列的政策措施简化新药审批流程，促进新药的研究和开发。这些措施旨在扩大医药资源的供应，提高个人对优质医药产品的可及性（Mossialos et al., 2016）。

药品政策领域的标志性改革是 2009 年建立的国家基本药物制度。该制度旨在保障基本药物的安全、质量、供应和可负担性，并消除医疗机构、医生和制药企业之间的利益联系。基本药物清单由政府管控，由省级部门实行定期调整。这一改革最关键的节点在于基层医疗机构不得开出清单以外的药品，二级和三级医院也被鼓励使用基本药物。这些硬性约束极大地限制了医生的药品处方自由度（Gong et al., 2016；Liu et al., 2017a）。此外，中国政府还实施了一系列以控制药品价格快速上涨为目标的改革措施。政府部门不仅通过招标制度对特定药品设置了价格上限，还实施了药品集中采购方案并建立了相应平台（Yu et al., 2010）。其中，最引人关注的是"两票制"政策。作为降低药品价格和消除各种形式腐败行为的一种手段，该政策被正式引入了医药采购系统（Fu et al., 2017）。

三、研究假设

（一）扩容型政策和灾难性医疗支出

扩大筹资保障范围和增加资源供应的政策努力旨在减少公众由于就医引发的财务风险。其中，社会医疗保险通过风险共担机制为参保人提供部分医疗费用补偿。在理论上,扩大医保覆盖面并提高医保待遇可以减少自付费用在医疗总费用中的比重;如果医疗服务需求稳定,医保可以有效减少参保人的自付费用,进而减少灾难性医疗支出的发生。已有研究显示,中国社会医疗保险参保人群的自付费用和灾难性医疗支出随着医保覆盖面的逐步扩大而略有下降(Liu et al., 2017a; Liu et al., 2017b)。也有研究表明,基层医疗机构提供了较低成本药品和服务,对这些机构加大扩容型政策支持(例如增加药品和医疗资源供给等),将会鼓励患者到这些机构就诊(Yip et al., 2019)。这些以扩容为导向的供给侧改革方案也会为低收入家庭提供进一步的财务风险保护。因此,本研究提出以下假设:

H1:扩容型政策可以降低低收入家庭发生灾难性医疗支出的概率。

(二) 约束型政策和灾难性医疗支出

以约束为导向的政策可以提升医疗服务的供给效率,并遏制医疗费用的快速上升。已有研究发现,医保支付方式改革有助于改善医生的处方行为并提高服务供给效率(Shi et al., 2018; Yip et al., 2014)。已有研究还发现,其他方面的供给侧改革(如药品零差价政策、临床路径管理制度和新的医生薪酬模式)也能够控制过度开药行为并提高服务提供效率,进而减少医疗成本的上升(Fu et al., 2017; Fu et al., 2018)。此外,在药品领域,以国家基本药物体系和药品招标采购体系改革为代表的约束型政策有助于降低药品价格,从而减少患者的自付费用(Gong et al., 2016)。以上政策措施均有助于减少低收入家庭的财务风险。因此,本研究提出以下假设:

H2:约束型政策可以降低低收入家庭发生灾难性医疗支出的概率。

（三）扩容型政策和约束型政策的交互作用

值得注意的是，以上两类改革举措都不是独立运作的；相反，二者之间存在显著的相互影响。扩容型政策可以提升人们获得治疗服务和药品供给的机会，但其本身可能并不足以增加具有成本效率的服务供应，反而在一定程度上可能抵消医保待遇提升带来的经济保障效果。因此，约束型政策作为扩容型政策的有力补充，可以确保对于低收入家庭的财务保障。本研究提出以下假设：

H3：约束型政策可以调节扩容型政策与低收入家庭灾难性医疗支出发生概率之间的负向关系。

四、研究方法

（一）数据来源

1. 宏观数据

本研究构建了一个医疗政策数据库，使用网络爬虫工具获取了中央政府发布的全国性政策，以及 31 个省级政府和 333 个地市级政府发布的地方性政策文件。这些医疗卫生领域的政策文件来自各级政府以及相关职能部门的官方网站。研究团队使用 Python 3.8 收集宏观政策数据。此外，由于部分文件未放置在官方网站上，团队成员还手动搜索了两个政策数据库——www. pkulaw. cn 和 www. cnki. net 加以补充。

2. 微观数据

微观层面的数据来自于"中国城乡低收入家庭社会政策支持系统评估"研究项目。该项目由民政部于 2008 年启动，自 2012 年起每年开展一次。调查采用基于全国人口普查的多阶段整群抽样策略，收集了 2012 年至 2014 年的重复截面数据和 2015 年至 2017 年的面

板数据。具体抽样方式如下：首先，从 29 个省（西藏和新疆除外）的
158 个地级市中随机抽取了 1500 个农村村庄和城市社区；其次，采用
配额抽样的方式，从每个村庄和社区分别抽取 7 个和 12 个低收入家
庭。样本中的低收入家庭包括那些参加了最低生活保障项目的家庭
以及那些没有参加该项目但被当地民政部门认定为低收入的家庭。
本研究使用 2015 至 2017 年的非平衡面板数据。

　　本研究根据 158 个地市级的行政区划代码，将宏观层面的政策
数据与微观层面的家庭数据进行匹配，一共得到 2015 年至 2017 年
的 25983 个观测值。在进一步排除 2778 个只出现一次的观测对象
后，最终的样本包括 23205 个跟踪观测值。其中，共有 5181 个家庭
（15543 个观测值）存在于所有三次调查中，1962 个家庭（3924 个观
测值）存在于 2015 年和 2016 年调查中，1855 个家庭（3710 个观测
值）存在于 2015 年和 2017 年调查中，14 个家庭（28 个观测值）存在
于 2016 和 2017 年调查中。

（二）变量设计

1. 因变量

　　根据世界卫生组织的定义（Xu et al., 2003），本研究将灾难性医
疗支出界定为"一个家庭每年的医疗费用超过其年度支付能力的
40%"。其中，一个家庭的支付能力通过从家庭总支出中扣除基本生
活支出加以测量，而基本生活支出又通过计算那些食品支出在家庭
总支出中占比在 45% 到 55% 之间的家庭的年平均食品支出得到。
如果一个家庭的年度医疗自付费用占到其支付能力的 40% 及以上，
则将其灾难性医疗支出指标赋值为 1，否则赋值为 0。

2. 核心解释变量

　　为了衡量医疗政策的长期影响，本研究使用年度累积词频来测

量 2009 年以来地市级政府在医疗筹资、服务递送以及药品领域的改革力度。根据已有研究(Yahav, Shehory and Schartz, 2019; Zhu et al., 2019),本研究采用"词频-逆文档频率"(Term Frequency-Inverse Document Frequency,简称 TF-IDF)方法搜索政策文件中的关键词。TF-IDF 是一种用于评估字词对于一个文件集或语料库(例如本研究中的医疗政策数据库)中一份文件的重要性的统计方法。字词的重要性随着它在该文件中出现的次数成正比增加,但同时会随着它在整个语料库中出现的频率成反比下降。为了加强对这些关键词的识别效果,本研究使用了开源工具包斯坦福自然语言处理 Stanford Natural Language Processing 及其词向量模型,将关键词输入该工具包以检索出相应的同义词,再将这些同义词添加到关键词列表中。本研究使用识别出的关键词及其同义词来衡量每份政策文件的主要内容。

本研究进一步对识别出的关键词进行定性分类编码,依照预先定义的"扩容-约束"二分法框架将这些关键词分类到表 5-1 所示的各种概念类别中。具体而言,将那些强调扩大筹资保障机制和医疗资源投入的关键词归入"扩容"类型,将那些反映成本控制目的的关键词归入"约束"类别。例如,将"基层医疗机构建设"视为一个扩容型关键词,而将"转诊系统"视为一个约束型关键词。此外,有些关键词在语义上是中性的,因此本研究在识别时给其配置了一系列的搭配词汇。如果一个关键词和其搭配词在同一政策文件中的同一句话中出现,则认为该关键词出现了一次。例如,"报销比例"是一个中性词汇,需要与"增加""提高"或"扩大"等搭配词同时出现,才能表现出增加医保待遇的政策倾向。

在此基础上,本研究计算了每个概念类别中识别出的关键词的年度累积频数,形成了一套关于地市级医疗卫生政策的政策力度指标。例如，在 2015 年的调查中，某地市政府对于扩容型医疗筹资改革的政策力度等于 2009 年至 2015 年当地所发布的政策文件中反映扩容型医疗筹资改革的所有关键词的总和。表 5-2 展示了医疗筹资、医疗服务递送和药品三个领域的政策关键词频数之间的相关系数。

表 5-2　医疗筹资、医疗服务递送和药品领域的政策关键词频数之间的相关性

	筹资扩容	服务递送扩容	药品扩容	筹资约束	服务递送约束	药品约束
2015 年						
筹资扩容	1.000					
服务递送扩容	0.112	1.000				
药品扩容	0.102	0.219	1.000			
筹资约束	0.329	0.383	0.292	1.000		
服务递送约束	0.261	0.532	0.393	0.535	1.000	
药品约束	0.070	0.280	0.446	0.270	0.397	1.000
2016 年						
筹资扩容	1.000					
服务递送扩容	0.285	1.000				
药品扩容	0.303	0.523	1.000			
筹资约束	0.420	0.435	0.523	1.000		
服务递送约束	0.362	0.479	0.497	0.564	1.000	
药品约束	0.271	0.500	0.442	0.314	0.516	1.000

	筹资扩容	服务递送扩容	药品扩容	筹资约束	服务递送约束	药品约束
2017 年						
筹资扩容	1.000					
服务递送扩容	0.354	1.000				
药品扩容	0.213	0.448	1.000			
筹资约束	0.525	0.563	0.451	1.000		
服务递送约束	0.375	0.574	0.579	0.536	1.000	
药品约束	0.138	0.441	0.588	0.256	0.304	1.000

注:表中数字表示特定年份地市层面政策关键词累计频数的相关系数。

3. 控制变量

本研究一共选择了四组控制变量,分别为家庭医疗需求、家庭社会经济状况、地市级特征和省级政策力度。首先是家庭医疗需求。本研究控制了家庭所有成员的平均健康状况以及家庭中老人和儿童的数量,这些变量通常与较高的医疗需求水平相关。此外,本研究还控制了家庭规模,以调整不同人口规模的家庭的医疗需求差异。具体测量方法如下:(1)老年人数量。本研究统计了微观数据中每个家庭 65 岁及以上的成年人的数量。(2)儿童数量。本研究统计了每个家庭五岁以下儿童的数量。(3)平均健康状况。"中国城乡低收入家庭社会政策支持系统评估"调查用五分法记录了每个家庭中所有成员的健康状况,数值越高代表健康状况越好。本研究通过计算其均值表示家庭的平均健康状况。(4)家庭规模。本研究统计了每个家庭的成员数量。

第二是社会经济地位。较高的社会经济地位可以提高家庭应对与健康有关的财务风险的能力。本研究从教育、职业和收入三个方面进行测量,具体测量方法如下:(1)劳动年龄人口的平均受教育程度。"中国城乡低收入家庭社会政策支持系统评估"调查记录了每个家庭中所有成员的最高学历。本研究将教育程度具体划分为五个类别(1=小学及以下;2=初中;3=高中;4=大专;5=本科及以上),再将一个家庭中劳动年龄人口的教育总分除以劳动年龄人口的数量来获得其平均教育程度。需要注意的是,为了避免儿童和老人拉低受教育程度指标的整体水平,本研究关注的只是劳动年龄人口,而非所有家庭成员。(2)劳动力数量。本研究计算了调查时正在工作的家庭成员的数量。(3)家庭总收入。"中国城乡低收入家庭社会政策支持系统评估"调查记录了每个家庭的年收入总额。为了使该变量的分布更接近于正态分布,本研究对该变量进行了对数化处理。

第三是地市级特征。本研究控制了部分地区性特征,包括人均GDP、人均财政支出、人口规模、医院数量和每千人医生数量等。有研究表明,这些特征是影响中国地方政策改革或政策创新的关键因素(Zhang and Zhu, 2018; Zhu, 2016)。本研究使用 2016 年至 2018年的《中国城市统计年鉴》开展具体测度:(1)人均 GDP。本研究将经过物价指数调整后的 GDP 除以当地的人口规模来获得人均GDP。(2)人均财政支出。本研究使用经过物价指数调整后的政府财政支出除以当地人口规模来获得人均财政支出。(3)人口规模。该指标可直接通过《中国城市统计年鉴》获得。

最后是省级政策力度。本研究控制了 2009 年以来省级政府在医疗筹资、医疗服务递送和药品领域的扩容型和约束型政策力度。中国地方政府的政策力度在很大程度上受到上级部门的影响(Zhang and Zhu, 2018; Zhu, 2016)。本研究使用与测量地市级政策力度时相同的测量方法来分析省级政府所颁布的医疗卫生政策,以衡量省级的"扩容"或"约束"力度。所有变量的描述性统计参见表 5-3。

表 5-3 变量的描述性统计

	2015			2016			2017		
	N	均值	标准差	N	均值	标准差	N	均值	标准差
灾难性医疗开支	8790	0.561	0.496	7034	0.540	0.498	6968	0.488	0.500
扩容型政策	8998	137.871	119.869	7157	200.080	162.324	7050	282.706	204.571
约束型政策	8998	131.683	134.952	7157	184.316	174.388	7050	264.499	215.195
筹资扩容	8998	98.683	83.609	7157	139.460	108.668	7050	178.110	124.743
服务递送扩容	8998	36.177	45.453	7157	56.522	64.120	7050	98.100	94.128
药品扩容	8998	3.011	4.368	7157	4.098	5.475	7050	6.497	7.861
筹资约束	8998	29.349	30.451	7157	43.217	41.889	7050	63.525	49.977
服务递送约束	8998	65.414	74.311	7157	99.015	100.620	7050	149.150	127.822
药品约束	8998	36.920	43.729	7157	42.085	46.640	7050	51.823	53.753
家庭规模	8998	3.020	1.527	7157	3.064	1.518	7050	3.126	1.597
老年人数量	8996	0.566	0.751	7157	0.602	0.770	7049	0.630	0.767
儿童数量	8996	0.098	0.335	7157	0.092	0.324	7049	0.098	0.339
健康状况	8998	2.663	0.903	7157	2.721	0.913	7050	2.762	0.923

续　表

	2015			2016			2017		
	N	均值	标准差	N	均值	标准差	N	均值	标准差
劳动年龄人口教育程度	8997	1.811	0.815	7157	1.841	0.830	7050	1.901	0.842
劳动力数量	8998	0.949	1.020	7157	1.012	1.031	7050	1.080	1.068
家庭总收入对数	8998	8.649	2.721	7157	8.936	2.472	7050	9.522	1.943
人均GDP（百万元）	8867	0.057	0.030	7047	0.060	0.031	6732	0.155	0.681
人均财政支出（千元）	8867	10.607	8.656	7047	11.154	9.197	6948	11.571	9.486
人口规模（百万人）	8867	7.011	5.286	7047	7.110	5.296	6948	7.157	5.428
医院数量（千个）	8867	0.307	0.271	7047	0.306	0.280	6887	0.182	0.184
每千人医生数量	8867	2.436	1.321	7047	2.493	1.436	6948	2.650	1.273
省级扩容型政策	8816	2.319	1.411	7157	3.035	1.762	7050	3.858	2.155
省级约束型政策	8816	3.263	2.372	7157	4.038	2.724	7050	5.072	3.037

续　表

	2015		2016		2017	
	N	均值	标准差	N	均值	标准差	N	均值	标准差
省级筹资扩容	8816	1.595	1.094	7157	2.049	1.287	7050	2.417	1.520
省级服务递送扩容	8816	0.067	0.065	7157	0.095	0.084	7050	0.113	0.099
省级药品扩容	8816	0.657	0.507	7157	0.892	0.662	7050	1.328	1.012
省级筹资约束	8816	0.814	0.769	7157	1.039	0.837	7050	1.357	0.867
省级服务递送约束	8816	1.184	0.945	7157	1.299	1.001	7050	1.569	1.002
省级药品约束	8816	1.265	0.950	7157	1.700	1.212	7050	2.145	1.506

（三）分析策略

本研究首先使用政策关键词描述了 2009 年至 2017 年医疗卫生体制改革的总体趋势及其分别在筹资、服务递送和药品领域的具体表现。同时，本研究比较了这三个领域中扩容型和约束型政策的关键词数量。

本研究建立线性概率模型来估计扩容型政策和约束型政策对灾难性医疗支出的影响。首先，本研究使用双向固定效应模型控制家庭和年份固定效应。其次，本研究采用针对连续变量的双重差分模型来识别因果效应。该模型将政策干预水平较高的地区作为实验组，将政策干预水平较低的地区作为控制组。本研究用年度累计词频来构建政策变量，将 2015—2017 年划分为三个观测期，比较同一观测期内实验组与对照组低收入家庭的灾难性医疗支出的平均差异，以及该差异在不同观测期的平均变化，得到一个双重差分结果。在控制家庭和年份固定效应以及其他空间或时间上的不可观测因素的理想情况下，如果地级市层面的扩容型或约束型政策有效地降低了当地低收入家庭发生灾难性医疗支出的概率，那么将产生一个负的差分结果。此外，为了确保不同的政策变量在汇总时均遵循同一尺度，本研究在回归分析中使用标准化 Z 分方法对扩容型和约束型政策变量都进行了标准化处理，这些变量经过处理后均值为 0，方差为 1。方程表达式如下：

$$\text{CHE}_{ijkt} = \beta_0 + \beta_1 \text{expansion}_{jkt} + \beta_2 \text{constraint}_{jkt} + \beta_3 X_{ijkt} +$$

$$\beta_4 Z_{jkt} + \beta_5 W_{kt} + \beta_6 \text{Year}_t + \beta_7 H_i + \varepsilon_{ijkt} \qquad (1)$$

其中，CHE_{ijkt} 代表第 t 年 k 省 j 市 i 户的灾难性医疗开支。核心解释变量 expansion_{jkt}、constraint_{jkt} 分别是扩容型政策和约束型政策关键词累积词频的标准化 Z 分。X_{ijkt} 表示家庭层面的控制变量，Z_{jkt} 表示地市级层面的控制变量，W_{kt} 表示省级政策力度的控制变量。

$Year_t$ 是一系列年份虚拟变量，用于控制年份固定效应；H_i 是一系列家庭虚拟变量，用于控制家庭固定效应。

此外，本研究开展交互效应分析，将扩容型政策和约束型政策关键词年度累积词频的标准化 Z 分相乘，得到交互项 $expansion_{jkt}$ * $constraint_{jkt}$，检验约束型政策是否对扩容型政策和灾难性医疗支出发生概率之间的关系有调节效应。方程表达式为：

$$CHE_{ijkt} = \gamma_0 + \gamma_1 expansion_{jkt} + \gamma_2 constraint_{jkt} + \gamma_3 expansion_{jkt} *$$
$$constraint_{jkt} + \gamma_4 X_{ijkt} + \gamma_5 Z_{jkt} + \gamma_6 W_{kt} + \gamma_7 Year_t + \gamma_8 H_i + \varepsilon_{ijkt} \quad (2)$$

需要注意的是，医疗政策和灾难性医疗支出之间的关系可能存在内生性问题。一方面，灾难性医疗支出的增加可能会促使政府出台更多的政策来控制医疗费用增长，而这会导致随后几年的政策文件中相关关键词的数量大幅增加。然而，本研究认为这种反向因果问题不太可能会出现在本研究的统计模型中，原因有二：首先，本研究的自变量所反映的医疗卫生体制改革并不针对特定人群，而因变量只反映低收入家庭的灾难性医疗支出；其次，自变量是由政策关键词在连续几年内的累积频数来衡量的，而不是某一年的关键词总数，这在一定程度上降低了反向因果发生的可能性。

另一方面，上述分析策略的关键假设是除了地市级层面和省级层面的控制变量之外，不存在其他同时影响地市级医疗政策和灾难性医疗支出的不可观测因素。根据已有研究（Zhang and Zhu, 2018；Zhu, 2016），地市级的政策行动既可能受到中央与省级政府和同省内其他城市所颁布的政策等外部因素的影响，也可能受到当地经济条件、财政资源、人口规模、产业结构等内部因素的影响。本研究认为，虽然同级政府竞争有可能会影响一个地市级政府在医疗政策方面的行动，但对本地低收入群体灾难性医疗支出的影响较小。此外，产业结构通常被认为是影响经济政策扩散的决定因素,但其影响包括医疗政策在内的社会政策的可能性较低。

五、研究发现

(一) 描述性统计

如表5-2所示,约有一半的低收入家庭存在灾难性医疗支出,但这个比例从2015年的56.1％下降到了2017年的48.8％。图5-2显示,从2009年到2017年,与扩容型和约束型政策相关的关键词的频数明显增加。虽然2009年这两个类别的初始词频分别只有10个左右,但自2015年开始二者出现了快速增长。在医疗筹资领域,

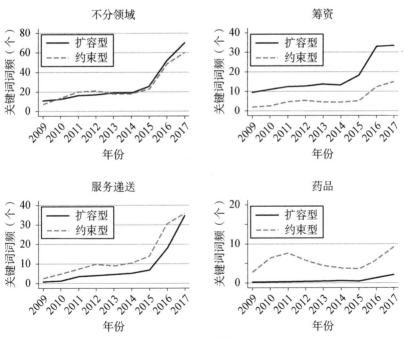

图5-2　扩容型政策和约束型政策的变化趋势(2009—2017)

扩容型政策的关键词频数一直高于约束型政策,这说明相比于提高第三方购买能力,中国政府更注重扩大筹资相关的待遇水平。相反地,在医疗服务递送和药品领域,约束型政策的关键词频数高于扩容型政策。

如图 5-3 和图 5-4 所示,在地市级层面上,扩容型和约束型政策存在显著的时空差异。2009 年至 2017 年间,在东部地区的一些城市(如北京、天津、上海、苏州、杭州、三明、深圳)和西南地区四川、重庆的一些城市,扩容型政策关键词频数达到了 600 以上(图 5-3-A);约束型政策关键词频数超过 600 的地区主要位于北京、天津、福建、河南、四川和重庆(图 5-3-B)。此外,如图 5-4 所示,2015 年至 2017 年,大部分地市的扩容型政策和约束型政策的关键词频数都出现了大幅增长,但二者在地市之间仍存在显著差异。

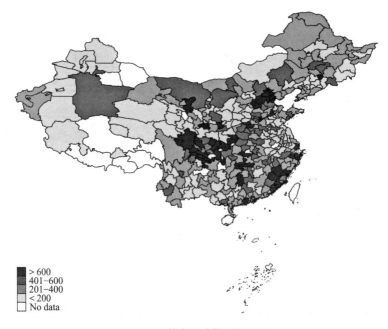

> 600
401-600
201-400
< 200
No data

5-3-A　扩容型政策关键词词频

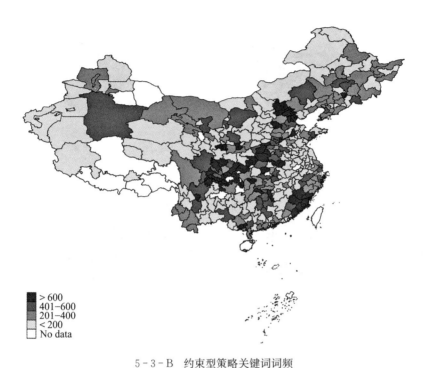

5 - 3 - B 约束型策略关键词词频

图 5 - 3 扩容型和约束型政策关键词累计频数的地区差异(2009—2017 年)

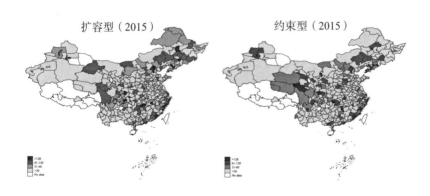

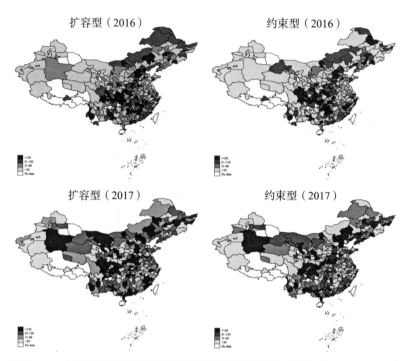

图 5 - 4　地市级扩容型和约束型政策关键词词频的时间变化(2015—2017 年)
注:为了刻画政策演变趋势,上图展示的是从当年颁布的政策文本中获得的年度关键词数量,而非年度累计数量。

图 5 - 5 展示了在医疗筹资、医疗服务递送和药品领域中,扩容型和约束型政策关键词的频数在 2009 至 2017 年间的变化情况。2009 年,医疗卫生体制改革的重点是提升医疗筹资方面的待遇,而较少引入约束型政策。随着财政补贴的大量投入,社会医疗保险的覆盖面和待遇都得到了快速提升。从 2012 年到 2015 年,医疗服务递送领域的扩容型政策和所有三个领域的约束型政策都在稳步增加。其中,医疗服务递送和医药领域的约束性政策得到更多关注:为了提升医疗服务递送的成本效益,零药品加价政策、转诊制度和临床路径制度等被引入;为了确保基本药物供应,国家基本药物制度的覆

盖范围也从一级医院扩大到二级和三级医院。自 2015 年以来,扩容型的医疗服务递送政策出现了显著增长,其重点是发展医联体、私立医院和互联网医院及相关服务。总之,从 2009 年到 2017 年,医疗筹资改革是医疗卫生体制改革的优先事项,而到最近几年,服务递送系统的改革也受到越来越多关注。自 2009 年以来,中国医疗卫生体制改革的战略重点一直是重视"扩容",但约束型政策在稳步增加。

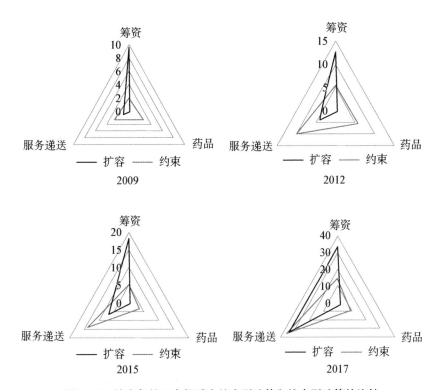

图 5-5　特定年份三个领域中扩容型政策和约束型政策的比较

注:为了刻画政策演变趋势,上图展示的是从当年颁布的政策文本中获得的年度关键词数量,而非年度累计数量。

(二) 线性概率回归分析结果

表5-4列出了基于线性概率模型估计的两类医疗卫生政策对于低收入家庭灾难性医疗支出的影响。模型1的结果表明,当不考虑其他控制变量时,扩容型政策数量的增加对灾难性医疗支出的发生概率具有显著的正向影响($\beta=0.057$, $p<0.001$),与本研究的假设H1相反;约束型政策的数量增长会显著降低灾难性医疗支出的发生概率($\beta=-0.086$, $p<0.001$),验证了本研究的假设H2。模型2表明,加入其他控制变量后,扩容型政策和约束型政策对于低收入家庭灾难性医疗支出的影响基本保持不变。扩容型政策关键词累积频数的标准化Z分增加一个单位,会使低收入家庭灾难性医疗支出的发生概率增加6.4个百分点,而约束型政策关键词累积频数的标准化Z分增加一个单位会使家庭灾难性医疗支出的发生概率降低9.2个百分点。在控制变量中,老年人数量更多的家庭更有可能发生灾难性医疗支出,人均GDP较高的地市的低收入家庭发生灾难性医疗支出的概率也会更高。相比之下,更好的健康状况、适龄劳动人口具有更高的受教育水平,以及更多的就业成员,都会显著降低灾难性医疗支出的发生概率。模型3表明扩容型政策和约束型政策影响低收入家庭灾难性医疗支出时具有显著的交互作用($\beta=-0.013$, $p<0.01$),验证了本研究的假设H3。图5-6显示,在不同水平的约束型政策条件下,扩容型政策对低收入家庭灾难性医疗支出的发生概率具有不同的边际影响。随着约束型政策越来越多地出现,扩容型政策和低收入家庭灾难性医疗支出之间的正向关系逐渐减弱。

表 5-4 针对不分领域医疗卫生政策的固定效应线性概率模型回归结果

因变量:灾难性医疗开支	模型1 β	模型2 β	模型3 β
扩容型政策(Z分)	0.057***(0.016)	0.064***(0.017)	0.085***(0.018)
约束性政策(Z分)	−0.086***(0.016)	−0.092***(0.018)	−0.076***(0.018)
扩容型政策*约束性政策			−0.013**(0.005)
家庭规模		0.009(0.005)	0.009(0.005)
老年人数量		0.035***(0.010)	0.035***(0.010)
儿童数量		−0.017(0.019)	−0.017(0.019)
健康状况		−0.075***(0.006)	−0.074***(0.006)
劳动年龄人口教育程度		−0.056***(0.009)	−0.056***(0.009)
劳动力数量		−0.017**(0.006)	−0.017**(0.006)
家庭总收入对数		−0.003(0.002)	−0.003(0.002)
人均GDP(百万元)		0.021*(0.009)	0.022*(0.009)
人均财政支出(千元)		0.006(0.004)	0.008*(0.004)
人口规模(百万人)		−0.025(0.018)	−0.017(0.019)
医院数量(千个)		0.059(0.048)	0.045(0.048)
每千人医生数量		−0.021(0.014)	−0.019(0.014)
省级扩容型政策(Z分)		0.021(0.029)	0.034(0.029)

续　表

因变量:灾难性医疗开支	模型1	模型2	模型3
	β	β	β
省级约束性政策(Z分)		−0.026(0.037)	−0.050(0.038)
常数项	0.556***(0.005)	0.994***(0.137)	0.928***(0.140)
家庭固定效应	Y	Y	Y
年份固定效应	Y	Y	Y
观测值	22792	22006	22006

注:* $p<0.05$, ** $p<0.01$, *** $p<0.001$。括号内为稳健标准误。β是指未标准化的回归系数,用普通最小二乘法估计得到。本研究对扩容型政策和约束型政策变量进行了标准化,得到Z分,以确保它们能按照同一尺度相比。

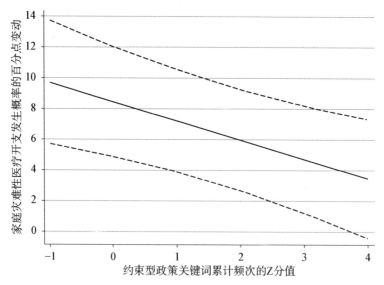

图5-6　不同水平的约束型政策条件下扩容型政策对家庭灾难性医疗开支发生概率的边际影响

注:实线表示在约束型政策变量不同的代表性数值下,扩容型政策对家庭灾难性医疗支出发生概率的边际影响。虚线代表95%的置信区间。

表5-5显示了三个领域中的扩容型政策和约束型政策对低收入家庭灾难性医疗支出发生概率的影响。模型4表明,当不控制其他变量时,更多的医疗筹资扩容型政策会导致更高的灾难性医疗支出发生概率($\beta=0.041$,$p<0.001$);而服务递送约束型政策的增加会显著降低灾难性医疗支出的发生概率($\beta=-0.054$,$p<0.01$)。模型5表明,加入其他控制变量后,上述结果仍保持一致。医疗筹资扩容型政策关键词累积频数的标准化Z分每增加一个单位,会使低收入家庭发生灾难性医疗支出的概率增加5.4个百分点;而服务递送约束型政策关键词累积频数的标准化Z分每增加一个单位,会使低收入家庭发生灾难性医疗支出的概率降低4.3个百分点。本研究进一步检验了每个领域的扩容型政策和约束型政策的交互效应。如模型6所示,医疗筹资扩容型政策和服务递送约束型政策的交互项对低收入家庭灾难性医疗支出的发生概率具有显著负向影响($\beta=-0.040$,$p<0.01$)。图5-7表明,随着更多的服务递送约束性政策被引入,医疗筹资扩容型政策和灾难性医疗支出发生概率之间的正向关系程度也会逐渐下降。当服务递送约束性政策足够多时(关键词累积频数大于286,其Z分大于1.73),医疗筹资扩容型的增加会降低灾难性医疗支出的发生概率。

表5-5　针对分领域医疗卫生政策的固定效应线性概率模型的回归结果

因变量:灾难性医疗开支	模型4	模型5	模型6
	β	β	β
筹资扩容(Z分)	0.041***(0.012)	0.054***(0.013)	0.068***(0.016)
服务递送扩容(Z分)	0.007(0.016)	0.000(0.018)	0.007(0.024)
药品扩容(Z分)	0.003(0.015)	0.007(0.016)	−0.011(0.021)

因变量:灾难性医疗开支	模型 4	模型 5	模型 6
	β	β	β
筹资约束(Z 分)	$-0.010(0.016)$	$-0.018(0.016)$	$-0.012(0.017)$
服务递送约束(Z 分)	$-0.054^{**}(0.019)$	$-0.043^{*}(0.021)$	$-0.061^{*}(0.024)$
药品约束(Z 分)	$0.003(0.021)$	$-0.006(0.021)$	$0.039(0.028)$
筹资扩容 * 筹资约束			$0.002(0.008)$
服务递送扩容 * 筹资约束			$0.035(0.024)$
药品扩容 * 筹资约束			$-0.010(0.019)$
筹资扩容 * 服务递送约束			$-0.040^{**}(0.015)$
服务递送扩容 * 服务递送约束			$-0.004(0.023)$
药品扩容 * 服务递送约束			$0.025(0.020)$
筹资扩容 * 药品约束			$0.012(0.015)$
服务递送扩容 * 药品约束			$-0.020(0.013)$
药品扩容 * 药品约束			$-0.020(0.012)$
家庭规模		$0.009(0.005)$	$0.008(0.005)$
老年人数量		$0.035^{***}(0.010)$	$0.036^{***}(0.010)$
儿童数量		$-0.017(0.019)$	$-0.016(0.019)$

续 表

因变量:灾难性医疗开支	模型 4	模型 5	模型 6
	β	β	β
健康状况		−0.074*** (0.006)	−0.073*** (0.006)
劳动年龄人口教育程度		−0.056*** (0.009)	−0.056*** (0.009)
劳动力数量		−0.017** (0.006)	−0.017** (0.006)
家庭总收入对数		−0.003(0.002)	−0.003(0.002)
人均 GDP(百万元)		0.026** (0.010)	0.029** (0.010)
人均财政支出(千元)		0.004(0.004)	0.006(0.005)
人口规模(百万人)		−0.022(0.019)	−0.012(0.026)
医院数量(千个)		0.098(0.052)	0.111* (0.054)
每千人医生数量		−0.034* (0.014)	−0.028(0.016)
省级筹资扩容(Z分)		−0.024(0.027)	−0.025(0.028)
省级服务递送扩容(Z分)		0.035* (0.016)	0.043** (0.017)
省级药品扩容(Z分)		0.023(0.014)	0.025(0.014)
省级筹资约束(Z分)		−0.014(0.024)	−0.021(0.024)
省级服务递送约束(Z分)		−0.042(0.025)	−0.048(0.026)
省级药品约束(Z分)		0.033(0.028)	0.026(0.030)

续　表

因变量:灾难性医疗开支	模型 4	模型 5	模型 6
	β	β	β
常数项	0.557***(0.005)	1.014***(0.145)	0.918***(0.193)
家庭固定效应	Y	Y	Y
年份固定效应	Y	Y	Y
观测值	22792	22006	22006

注:* $p<0.05$,** $p<0.01$,*** $p<0.001$。括号内为稳健标准误。β 是指未标准化的回归系数,用普通最小二乘法估计得到。本研究对扩容型政策和约束型政策变量进行了标准化。

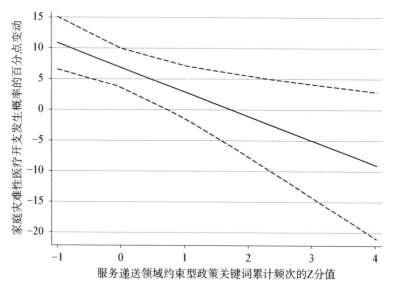

图 5-7　不同水平的服务递送约束型政策条件下筹资扩容型政策对灾难性医疗开支发生概率的边际影响

注:实线表示在服务递送约束型政策变量不同的代表性数值下,医疗筹资扩容型政策对家庭灾难性医疗支出发生概率的边际影响。虚线代表 95% 的置信区间。

（三）稳健性检验

本研究进一步更换了模型设定和因变量，检验上述回归结果的稳健性。首先，使用 Logit 模型进行回归分析，重新估计扩容型政策和约束型政策对低收入家庭灾难性医疗支出发生概率的影响。如表5-6所示，在控制了年份和家庭固定效应以及其他协变量之后，与表5-4和表5-5的结果相比，扩容型政策、约束型政策及其交互项对灾难性医疗支出发生概率的影响均保持不变。更多的扩容型政策（特别是在筹资方面）和更少的约束型政策（特别是在服务递送方面）增加了灾难性医疗支出的发生概率，而扩容型政策和约束型政策的交互项，以及筹资扩容型政策和服务递送约束型政策的交互项，都降低了灾难性医疗支出的发生概率。

第二，以自付医疗费用占比作为因变量，估计扩容型和约束型政策的作用。本研究以自付医疗费用在家庭总支出中所占比例作为替代因变量，建立固定效应模型，并控制年份和家庭固定效应以及其他协变量。表5-7所展示的结果与上述结果基本相似。简而言之，两种稳健性检验都进一步证实了本研究的实证结果。

六、研究结论和政策启示

本研究将我国多重医疗卫生体制改革政策分为扩容型和约束型两大类，检验了它们对低收入家庭灾难性医疗支出的影响。本研究的一个关键结论是，对于正在进行全面改革的医疗卫生系统而言，混合性的政策干预对于组织和个人（既包括供给方也包括需求方）的行为产生了复杂的影响。彼此协调的改革可以促进协同作用的发挥，从而加强预期的政策效果，而协调不力的改革可能会产生负面的相

表 5-6　稳健性检验 1：固定效应 Logit 模型

因变量：灾难性医疗开支	模型 7 Log OR	模型 8 Log OR	模型 9 Log OR	模型 10 Log OR
扩容型政策（Z分）	0.378***（0.104）	0.507***（0.114）		
约束性政策（Z分）	−0.565***（0.108）	−0.467***（0.113）		
扩容型政策 * 约束性政策		−0.080**（0.029）		
筹资扩容（Z分）			0.324***（0.078）	0.402***（0.098）
服务递送扩容（Z分）			−0.033（0.114）	0.001（0.150）
药品扩容（Z分）			0.048（0.104）	−0.064（0.134）
筹资约束（Z分）			−0.100（0.091）	−0.054（0.095）
服务递送约束（Z分）			−0.259*（0.131）	−0.343*（0.146）
药品约束（Z分）			−0.012（0.141）	0.241（0.179）
筹资扩容 * 筹资约束				0.006（0.050）
服务递送扩容 * 筹资约束				0.194（0.139）
药品扩容 * 筹资约束				−0.041（0.124）

续　表

因变量:灾难性医疗开支	模型 7 Log OR	模型 8 Log OR	模型 9 Log OR	模型 10 Log OR
筹资扩容*服务递送约束				−0.219*(0.089)
服务递送扩容*服务递送约束				0.002(0.138)
药品扩容*服务递送约束				0.114(0.124)
筹资扩容*药品约束				0.067(0.092)
服务递送扩容*药品约束				−0.126(0.086)
药品扩容*药品约束				−0.111(0.082)
家庭规模	0.065*(0.029)	0.063*(0.029)	0.063*(0.029)	0.061*(0.029)
老年人数量	0.186**(0.057)	0.185**(0.057)	0.194***(0.058)	0.196***(0.058)
儿童数量	−0.073(0.100)	−0.073(0.100)	−0.065(0.100)	−0.062(0.100)
健康状况	−0.430***(0.035)	−0.427***(0.035)	−0.426***(0.035)	−0.421***(0.035)
劳动年龄人口教育程度	−0.273***(0.055)	−0.271***(0.055)	−0.279***(0.056)	−0.277***(0.056)

续表

因变量:灾难性医疗开支	模型 7	模型 8	模型 9	模型 10
	Log OR	Log OR	Log OR	Log OR
劳动力数量	-0.087*(0.035)	-0.087*(0.035)	-0.086*(0.035)	-0.088*(0.035)
家庭总收入对数	-0.016(0.010)	-0.017(0.010)	-0.019(0.010)	-0.019(0.010)
人均 GDP(百万元)	0.116(0.063)	0.119(0.063)	0.146*(0.066)	0.168*(0.068)
人均财政支出(千元)	0.025(0.025)	0.039(0.025)	0.020(0.028)	0.034(0.029)
人口规模(百万人)	-0.166(0.115)	-0.117(0.118)	-0.137(0.119)	-0.099(0.155)
医院数量(千个)	0.391(0.339)	0.303(0.341)	0.624(0.366)	0.719(0.377)
每千人医生数量	-0.132(0.084)	-0.123(0.084)	-0.205*(0.087)	-0.173(0.093)
省级扩容型政策(Z分)	0.095(0.185)	0.179(0.187)		
省级约束性政策(Z分)	-0.120(0.238)	-0.274(0.244)		
省级筹资扩容(Z分)			-0.174(0.173)	-0.177(0.176)
省级服务递送扩容(Z分)			0.225*(0.109)	0.286*(0.113)
省级药品扩容(Z分)			0.137(0.101)	0.157(0.103)

续　表

因变量:灾难性医疗开支	模型 7 Log OR	模型 8 Log OR	模型 9 Log OR	模型 10 Log OR
省级筹资约束(Z分)			−0.035(0.149)	−0.084(0.152)
省级服务递送约束(Z分)			−0.293(0.164)	−0.337*(0.170)
省级药品约束(Z分)			0.228(0.173)	0.192(0.184)
家庭固定效应	Y	Y	Y	Y
年份固定效应	Y	Y	Y	Y
观测值	9669	9669	9669	9669

注:* $p<0.05$,** $p<0.01$,*** $p<0.001$。括号内为稳健标准误。Log OR 指的是 Odds ratio 的对数。本研究对扩容型政策和约束型政策变量进行了标准化。在 22006 个观测值中,有 12337 个观测值因因变量在不同年份间未发生变化而从 Logit 估计模型中剔除,剩下 9669 个观测值用于估计。

表 5 - 7 稳健性检验 2:自付医疗费用占比作为因变量

因变量:自付医疗费用占家庭总支出的比例	模型 11 β	模型 12 β	模型 13 β	模型 14 β
扩容型政策(Z分)	0.025**(0.008)	0.031***(0.009)		
约束性政策(Z分)	-0.036***(0.008)	-0.032***(0.009)		
扩容型政策*约束性政策		-0.004#(0.002)		
筹资扩容(Z分)			0.021***(0.006)	0.028***(0.008)
服务递送扩容(Z分)			0.002(0.009)	0.001(0.011)
药品扩容(Z分)			-0.007(0.008)	-0.009(0.010)
筹资约束(Z分)			0.003(0.007)	0.005(0.008)
服务递送约束(Z分)			-0.021*(0.010)	-0.027*(0.011)
药品约束(Z分)			0.008(0.012)	0.017(0.014)
筹资扩容*筹资约束				0.001(0.004)
服务递送扩容*筹资约束				0.012(0.011)
药品扩容*筹资约束				-0.003(0.009)

续　表

因变量:自付医疗费用占家庭总支出的比例	模型 11 β	模型 12 β	模型 13 β	模型 14 β
筹资扩*答*服务递送约束				-0.019^{**} (0.007)
服务递送扩*答*服务递送约束				0.002(0.011)
药品扩*答*服务递送约束				0.006(0.009)
筹资扩*答*药品约束				0.014^{*} (0.007)
服务递送扩*答*药品约束				-0.009(0.006)
药品扩*答*药品约束				-0.006(0.006)
家庭规模	0.004(0.002)	0.003(0.002)	0.003(0.002)	0.003(0.002)
老年人数量	0.023^{***} (0.005)	0.023^{***} (0.005)	0.023^{***} (0.005)	0.023^{***} (0.005)
儿童数量	0.004(0.009)	0.004(0.009)	0.004(0.009)	0.004(0.009)
健康状况	-0.053^{***} (0.003)	-0.052^{***} (0.003)	-0.052^{***} (0.003)	-0.052^{***} (0.003)
劳动年龄人口教育程度	-0.010^{*} (0.004)	-0.010^{*} (0.004)	-0.011^{*} (0.004)	-0.011^{*} (0.004)

续 表

因变量:自付医疗费用占家庭总支出的比例	模型 11 β	模型 12 β	模型 13 β	模型 14 β
劳动力数量	-0.012***(0.003)	-0.012***(0.003)	-0.012***(0.003)	-0.012***(0.003)
家庭总收入对数	-0.002*(0.001)	-0.002*(0.001)	-0.002*(0.001)	-0.002*(0.001)
人均GDP(百万元)	0.004(0.005)	0.004(0.005)	0.007(0.005)	0.009(0.005)
人均财政支出(千元)	0.003*(0.002)	0.004*(0.002)	0.002(0.002)	0.002(0.002)
人口规模(百万人)	-0.011(0.009)	-0.008(0.009)	-0.006(0.009)	-0.006(0.012)
医院数量(千个)	0.021(0.025)	0.017(0.025)	0.032(0.026)	0.037(0.027)
每千人医生数量	-0.011(0.006)	-0.011(0.006)	-0.018**(0.007)	-0.019**(0.007)
省级扩容型政策(Z分)	-0.004(0.014)	-0.000(0.014)		
省级约束性政策(Z分)	-0.008(0.018)	-0.015(0.018)		
省级筹资扩容(Z分)			-0.018(0.013)	-0.021(0.013)
省级服务递送扩容(Z分)			0.011(0.008)	0.014(0.008)
省级药品扩容(Z分)			0.007(0.007)	0.007(0.007)

续　表

因变量:自付医疗费用 占家庭总支出的比例	模型 11 β	模型 12 β	模型 13 β	模型 14 β
省级筹资约束(Z分)			$-0.002(0.011)$	$-0.001(0.011)$
省级服务递送约束(Z分)			$-0.024^*(0.012)$	$-0.030^*(0.013)$
省级药品约束(Z分)			$0.028^*(0.013)$	$0.029^*(0.014)$
常数项	$0.509^{***}(0.066)$	$0.490^{***}(0.067)$	$0.511^{***}(0.070)$	$0.508^{***}(0.092)$
家庭固定效应	Y	Y	Y	Y
年份固定效应	Y	Y	Y	Y
观测值	22006	22006	22006	22006

注: $^\#p<0.10$, $^*p<0.05$, $^{**}p<0.01$, $^{***}p<0.001$。括号内为稳健标准误。β是指未标准化的回归系数,用普通最小二乘法估计得到。本研究对扩容型政策和约束型政策变量进行了标准化。

互作用，最终产生非预期效果，加剧医疗成本上升和因疾病导致的财务风险。对于那些正在大规模推广社会医疗保险制度的中低收入国家，必须全面理解改革存在的潜在收益以及可能出现的问题。

在概念框架方面，本研究将 2009 年以来出台的医疗卫生改革政策分为扩容型和约束型两个类别，并结合其在筹资、服务递送和药品三个领域的具体措施，检验了不同类型政策对于低收入家庭灾难性医疗支出的影响。在研究方法方面，本研究采用了一种创新性的政策收集和分析方法，将使用大数据挖掘技术得到的宏观政策文本数据与来自全国性调查的微观家庭数据相匹配，进一步地分析了政策如何影响行为的微妙过程，深度刻画了中观层面的动态运行机制。本研究发现，扩容型政策导致低收入家庭灾难性医疗支出的发生概率显著增加，而约束型政策会降低灾难性医疗支出的发生概率。此外，尽管单一的扩容型政策可能增加低收入家庭灾难性医疗支出的发生概率，但它的这种负面效应可以通过约束型政策的搭配得以遏制。这些政策交互效应揭示了多重医疗卫生体制改革影响家庭层面医疗开支风险的协同机制。

本研究具有两个关键的政策启示。首先，社会医疗保险并不是中低收入国家实现全民健康覆盖的灵丹妙药，因为在信息不对称的情况下，仅仅扩大其覆盖面往往会导致更多的供方诱导需求现象和更高的自付费用（Bernal, Carpio and Klein, 2017）。在一定条件下，保险覆盖面的扩大甚至可能增加家庭的财务风险。首先，医保的风险分担机制可能会促使参保人发生事后道德风险，提高他们使用昂贵药品和医疗服务的倾向。第二，即使就医需求缺乏价格弹性，医保覆盖面的扩大和待遇的提升仍然可能鼓励供方将参保人的需求曲线向右移动，进而激励供方为追求利润而提供不必要的治疗和处方。第三，在医疗行业的自律或第三方的监督缺失的情况下，供方的不正当激励可能会进一步加剧(Wagstaff and Lindelow, 2008)。因此,医保覆盖面的扩大,加上供方的扭曲激励,可能会导致医疗总费用、自付费用和灾难性医疗支出概率的增加(Wagstaff and Lindelow, 2008; Yu et al., 2020)。本研究的结果进一步加强了这一结论,显示中国医疗筹资系统中的扩容型政策(不仅包括医保覆盖面的扩大,还包括医保待遇的提升)产生了类似的结果。中国的医疗服务通过一个分散的递送系统加以提供,且主要是以按服务项目付费的方式加以支付,这对过度医疗产生了强烈的激励(Yip et al., 2012; Yip and Hsiao 2008)。本研究强调了"聪明"的资源分配的重要性,因为虽然这些资源投入是必需的,但海量的资源投入不一定能转化为预期的结果。

其次,以约束为导向的改革不是为了减少资源投入本身,而是为了纠正医疗系统各部分的不正当激励。因此,一个卫生系统能否良性运作取决于对医疗体制改革(既包括对需方的改革,也包括对供方的改革)所产生的激励机制的战略校准。这在实践中往往面临大量难题,因为需要在官僚系统的诸多环节进行大量的协调,并要求政府具备强大的政策能力(Bali and Ramesh, 2019)。例如,本研究发现约束型药品政策和灾难性医疗开支之间没有显著的统计关系。尽管这类政策在控制单次就诊的药品费用方面可能具有价值,但在以医院为中心的分散服务递送体系下,这类政策在降低多次就诊时的医疗总费用方面可能没有太大效果。前人研究显示,药品零加价政策对提升医疗检查费用有非预期效应(Fu et al., 2018)。除非多领域的改革能以协同的方式同时遏制各领域的不正当激励,否则这种"成本转移"游戏将继续下去。

本研究有以下局限。首先,尽管本研究建立了长时段的宏观政策文本数据库,但所使用的家庭调查数据仅有三年,因此无法在更长的时间跨度内评估政策效果。其次，本研究通过政策文本中的关键词频数来测量地方政府的改革力度。虽然这种文本挖掘技术被政策研究者广泛使用，但仍然存在一定的测量误差，即政策文本关键词的频数可能无法准确反映改革的全部意图。具体来说，本研究所设计的政策代理变量可能无法准确衡量在相应观测期内各地市真正开展的政策干预及其时空变化。同时，由于本研究首次将这种文本挖掘方法应用到对中国医疗卫生政策文件的实证分析中，尚无其他实证研究或报告使用类似测量指标，本研究的创新尝试使得所使用的测量指标缺乏和前人研究的可比较性。此外，这些关键词的简单加总隐含了一个假设：政策数据库中的每项政策都具有同等重要性或权重。这个假设没有考虑到由于地区发展水平和地方行政能力不同导致的实际执行质量的差异。第三，本研究所设计的"扩容-约束"分析框架也许并不能充分反映所有具体的政策干预类型，因此不能将所得结论推广到医疗卫生体制改革的每个可能领域。最后，尽管本研究已经尽可能多地控制了随时间变化且与地市特征相关的变量，但仍然不能排除所有同时与地市医疗政策和家庭灾难性医疗支出都相关的遗漏变量的影响。因此，应谨慎看待和理解本研究的结论。

## 第六章

区域差异化医保政策评估
——以职工医保为例

一、引言

受国内地区差异影响,大多数国家的卫生体系都具有因地制宜的特点,即在不同地区采取差异化的卫生政策,而非"一刀切"的做法。分权制很好地解释了这种差异,并为卫生政策的实施乃至政策设计提供了必要的自由裁量权和灵活性(Bossert and Beauvais, 2002)。在分权体系下实施中央政策时,地方政府往往被赋予一定程度的自由裁量权,对政策实施时点和政策工具具有一定自主选择权,以调适中央政策,使其符合地方情境(Bossert and Mitchell, 2011; Brixi et al., 2013)。当中央政府的医疗改革涉及多种措施时,地方政府通常可以有选择地采纳这些政策措施,并决定其在政策议程中的优先级,从而在地区间形成差异化的政策组合(Liu et al., 2022b)。在这个过程中,地方各级政府并不只是被动地执行中央政策,而是会采取策略性的行动。事实上,他们经常以一种实用主义的、颇富技巧的方式来平衡自上而下的政策指令和自下而上的地方利益。然而，已有文献在评估地方政策对个人福祉的影响时，对地方差异化政策的分析尚不充分。

此外，发展中国家在推进全民健康覆盖（Universal Health Coverage）的过程中，往往会同时实施多种卫生政策（Bali and Ramesh, 2019; Chu et al., 2019）。这使得研究者在评估一项政策的效果时，常常需要排除其他政策的影响，导致政策评估变得复杂。例如，卫生筹资政策通常通过两种政策机制提供经济保护——风险分担（Risk-pooling）和战略性购买（Strategic Purchasing）（WHO, 2010）。医疗保险项目可以通过提高报销比例和扩大服务覆盖面等风险分担机制来减少个人自付费用。同时，医疗保险可以通过向医疗服务供方开展战略性购买，规范供方的行为，提高医疗保险基金的使用效率，从而使医疗保险的价值最大化，并提升医疗服务的质量。然而，现有研究倾向于通过简化的政策测量评估复杂的医疗政策，掩盖了大规模政策干预的内在复杂性，不能揭示复杂医疗政策对个体层面的具体影响机制（Liu et al., 2021）。

本研究采用新兴的"文本即数据"方法（Altaweel et al., 2019; Grimmer and Stewart, 2013），开发了一种适用于卫生政策评估的新型政策测量方法。本研究以中国的城镇职工基本医疗保险（以下简称"职工医保"）为例，建立了一个历时的医疗政策数据库。该数据库涵盖了地市级政府——中国医疗保险的实际管理者实施的医疗保险政策。基于该数据库，本研究运用关键词分析技术来捕捉多样化的政策干预。这种分析策略使我们能够构建一套新的政策测量标准，并检验地方政策的差异性，同时分解具体的政策机制。通过将政策数据与纵向追踪调查数据相匹配，本研究在两个层面上估计了这些政策措施对个人自付医疗支出的影响：在宏观层面上，我们研究了不同的地市级职工医保政策对个人自付支出的影响；在微观层面上，我们研究了在不同的地市级职工医保政策下，个人的医保参与对自付支出的异质性影响。

本研究的边际贡献体现在两个方面。首先，政策测量的文本挖掘方法有助于识别卫生政策的地方性差异，即在同一项中央政策下地方政府不同的政策努力。其次，本研究通过区分宏观政策分析和微观个体分析，探讨了卫生政策评估中如何确定适当的分析层次的问题。在本体论的意义上，卫生政策是一个宏观层面的实体；在评估其效应时，应将其作为一个整体的宏观情境，而不是简化为个人层面的参与。本研究尝试将政策测量宏观化和情境化，以提高卫生政策评估在方法论意义上的严谨性。

二、研究背景

中央政府出台的医疗政策能否达到预期效果取决于地方政府的政策执行。已有研究认为政策"自上而下"落实的传统观念存在问题，因为这个观念通常将地方政府视作被动的政策执行者（Thomann et al.，2018；Guo et al.，2021）。地方政府对具体政策执行的关键参数设定拥有相当大的自由裁量权，包括对政策实施时点和政策工具组合等的差异化选择。许多因素（例如政府间关系、地方领导人的个人特质和职业动机、地方财政能力、产业结构和人口结构特征等）都会影响地方卫生政策的选择（Arlotti et al.，2021；Boehmke et al.，2017；Ciani et al.，2012；Conti and Jones，2017；Huang and Kim，2020）。

已有的政策评估研究往往忽略了对地方差异化政策的分析。在测量政策时，这些研究倾向于采用简化的测量方法，这种方法可能会忽视地方的自由裁量权和政策差异，尤其是同一政策的地区执行差异及其异质性效果。具体来说，大多数研究采用两种简化的方法来测量医疗政策。第一种方法是测量微观个人层面的政策覆盖，即个人是否参与某项政策或福利项目，而不考虑具体政策内容。这种方法体现了行为主义方法论，将集体现象简化为个人行动、动机和偏好的聚合（Easton, 1985）。自 20 世纪 80 年代以来，许多新制度主义学者批评了行为研究的还原主义方法论及其对制度、系统和政策的独立性的忽视（Immergut, 1998; March and Olsen, 1984）。

第二种方法测量行政区域层面的政策采纳与实施，以地方在某一时点是否采纳政策为代理指标。例如，通过识别各地实施某种医疗保险政策的时间差异，学者们考察了该政策对一些结果变量的影响，常见的结果指标包括医疗支出（Finkelstein, 2007; Wagstaff et al., 2009）、个人参保率（Sommers et al., 2012）、医疗服务利用（Liu and Zhao, 2014）和健康结果（Baicker et al., 2013b; King et al., 2009）等。这种方法往往将政策视为一个整体，而并不考虑其在地区间的差异，从而忽略了不同地区可能采用不同的策略和政策工具来实施同一中央政策的事实。

鉴于既有方法的局限性，有必要开发一种新的方法来测量地区政策差异。随着近年来大数据技术的发展，对政策文件进行批量收集，进而开展文本挖掘分析，可以有效解决上述方法论问题。在政策文本收集方面，一些近期研究利用网络爬虫或人工收集方法，建立了医疗政策数据库或准政策数据库（Debnath and Bardhan, 2020; Liu et al., 2021; Jo and You, 2019）。在政策文本分析方面，自然语言处理技术的快速发展催生了许多新的政策分析方法。已有研究运用文本挖掘工具（如关键词分析、隐主题模型、结构主题模型、情感分析、朴素贝叶斯和支持向量机等）对海量非结构化文本语料中隐藏的模式和导向进行了探索性分析(Altaweel et al., 2019; Grimmer and Stewart, 2013; Jo and You, 2019; Liu et al., 2021)。在本研究中，我们使用网络爬虫技术收集卫生政策文件，并使用自动关键词分析方法来测量区域差异化的政策。

三、中国的城镇职工基本医疗保险政策

在上世纪80年代的市场化改革前，我国有三个医疗保险项目：针对政府和公共部门雇员的公费医疗计划，针对国有企业雇员的劳动保险，以及针对农村居民的合作医疗(Wagstaff and Lindelow, 2008)。然而，随着经济体制改革的开展，传统的医疗筹资制度被大大削弱。为了保护人们免受就医带来的经济风险，我国政府逐步推出了三项新的社会保险项目：针对城镇地区正式雇佣者的城镇职工基本医疗保险，针对农村居民的新型农村合作医疗，以及针对城镇非就业居民的城镇居民基本医疗保险。

职工医保于1998年在全国范围内启动，为城镇地区的正式雇员提供强制性保险和一系列就医待遇。在筹资方面，职工医保基金收入来自雇主和雇员的缴款，雇主支付工资总额的6%，雇员支付月薪的2%。其中，雇员支付的全部保费以及雇主支付的一小部分保费会存入个人账户，其余部分则集中到医保统筹基金中。自2021年起，我国政府启动了职工医保门诊共济保障改革，通过调整个人账户来减轻职工医保的基金支付压力，主要措施是将此前存入个人账户的雇主缴费部分存入一个新的门诊统筹基金中。在待遇方面，地方医保部门通过设定药品目录、诊疗项目目录和医疗服务设施范围目录来确定保险报销范围。地方政府还制定了起付线、政策范围内报销比例、共付额和封顶线等规则来确定医保报销水平。

职工医保在各地的启动时点和具体政策设计与地方自主裁量权密切相关。首先，中央政府于 1994 年在江西九江和江苏镇江设立了职工医保试点。试点项目于 1996 年扩大到 57 个城市。1998 年，中央政府正式设立了职工医保制度，并在全国范围内推广。由于地方自由裁量权的存在，一些城市直到 2003 年才采纳该政策。其次，一旦一个城市准备实施职工医保，政府就需要形成具体的实施策略和操作规程。受地方特殊条件（如财政能力和来自同级政府的竞争压力等）影响，各地的具体执行策略均有不同（Liu et al.，2022b）。在这种分权化的体系下，中央政府负责发布国家层面的指导方针，制定基本原则，但并没有规定地方的实施细则。因而，地方政府需要设计具体的实施方案。分权体制赋予了地级市政府相当程度的自由裁量权，导致了职工医保政策在地区间的巨大差异。此前的研究表明，中国地方卫生政策的差异可能受一系列社会经济和政治因素驱动，例如地方经济增长、财政能力和自主权、同级政府竞争压力、上级政府压力以及区域间的人口流动等（Huang，2015；Huang and Kim，2020；Liu et al.，2022b；Zhang，2020）。

为了分析各地的差异化政策，本研究建立了一个分析框架，将职工医保的多种政策措施分为两类：福利扩容和成本约束，如表 6-1所示。福利扩容政策包括旨在提升医保待遇的政策，而成本约束政策旨在遏制医疗费用的膨胀。二者的目的均在于防范与个体就医相关的经济风险。这个二分框架与世界卫生组织关于实现全民健康覆盖的建议相吻合：一方面，通过社会化筹资以提供足够的经济保护；另一方面，促进医疗资源的有效利用，消除医疗资源的浪费（WHO，2010）。

表 6-1　城镇职工基本医疗保险政策的分类框架

分类	主 要 策 略
福利扩容	• 提升报销比例和报销上限 • 扩大医保目录 • 实施补充医疗保险项目
成本约束	• 实施预付制支付方式 • 控制医保基金支出 • 谈判药品价格 • 提升医保经办能力

这两大类政策在我国医疗卫生体制改革的不同阶段都有体现。在医改早期阶段，福利扩容被置于优先地位。中央和地方政府投入大量财政资源，提升医疗保险待遇，在医保目录中增加新的药品和服务，并启动补充医保项目。政府相信这些福利扩容措施可以解决长期存在的"看病难"和"看病贵"的问题（Liu et al.，2022b）。然而，许多研究表明，仅靠福利扩容并不足以遏制医疗费用的快速增长。如果医疗服务供方的逐利动机得不到遏制，那么大量医保基金易被逐利的供方攫取，就无法达到为患者提供经济保护的预期效果（Ramesh et al.，2014；Yip et al.，2019；Yip et al.，2010）。为了解决这些问题，政府于 2009 年启动了具有里程碑意义的"新医改"，采取了一系列新的政策措施（Yip et al.，2012）。其中一个关键举措是逐渐放弃可能导致医疗费用不合理增长的按服务项目付费方式，实施一系列预付制支付方式，如总额预付、按人头付费、按床日付费和按疾病诊断相关分组付费等（He et al.，2022）。此外，我国还出台了诸多政策，改革药品定价体系，并提升医保机构经办能力（Liu et al.，2017a；Yip et al.，2019）。

四、研究方法

(一) 数据来源

为了评估差异化的地方职工医保政策，本研究通过检索官方网站的政策文件建立了中国医疗政策数据库。首先，项目组人工收集了中央、省级、地级市政府以及相关职能部门的官方网站网址，使用Python 3.8 在这些网站中检索与医疗有关的政策文件。如果一份政策文件的标题含有"医疗""医药""健康""疾病""医院""诊所""门诊"或"住院"等词汇，则视为医疗政策文件。其次，我们采用"词频–逆文档频率"（Term Frequency-Inverse Document Frequency，简称 TF-IDF）自动文本挖掘工具（Altaweel et al., 2019; Grimmer and Stewart, 2013），从每个地级市政策文件中提取五个关键词。每个关键词的重要性与其在文件中出现的次数成正比，并与其在政策数据库中其他文件中的出现频率成反比。我们通过这些政策关键词来评估每个政策文件所反映的政策意图。我们进一步检索标题或关键词中含有"城镇职工基本医疗保险""职工医疗保险""职工基本医保"或"职工医保"等词汇的政策文件，共识别出 4223 份地市级的职工医保政策文本。

此外，本研究从中国健康与营养调查（CHNS）数据中提取个人层面的数据。CHNS 由中国疾病预防控制中心和北卡罗来纳大学教堂山分校共同发起。自 1989 年起，CHNS 在辽宁、江苏、山东、河南、湖北、湖南、广西和贵州等八个省份采用分层整群抽样的方式进行追踪调查。后续调查逐步扩大了调查省份范围，1997 年纳入了黑龙江，2011 年纳入了北京、上海和重庆等三个直辖市。到目前为止，CHNS 分别于 1989 年、1991 年、1993 年、1997 年、2000 年、2004 年、

2006 年、2009 年、2011 年和 2015 年在 52 个城市进行了 10 次调查。该调查收集了参与者个体层次的医疗支出、医疗服务利用、营养状况等信息,同时收集了家庭层面的收入和支出等数据。本研究使用了七期调查数据,包括 1997 年调查数据(我国中央政府正式建立职工医保的前一年)以及之后的六期调查数据(2000—2015)。在此基础上,本研究进一步识别了工作人口(包括专业人士、技术人员、行政人员、技术工人、非技术工人和服务业从业者等)的个人层面数据。这些人群是职工医保的政策覆盖目标群体。为此,我们排除了 37216 个农民、学生、失业者、家务劳动者和其他非工作人口的观测值。我们还排除了 43916 个参加其他非职工医保项目(包括新农合、城镇居民基本医疗保险、公费医疗、劳保医疗和旧农合等)的个人观测值。此外,由于北京、上海和重庆直到 2011 年才被纳入到 CHNS 中,我们排除了这些城市的 8896 个个人观测值。最终的个人层面样本包括 13488 个个人观测值,包括 5938 个职工医保参保者观测值和 7550 个未参保劳动者观测值,他们分布在 49 个地级市。这 13488 个观测值由 7778 个个体组成;在 1997 年至 2015 年的七期数据中,平均每个受访者有 1.734 个观测值。其中,4451 人参加了一次 CHNS 调查,而其余的人至少参加了两次调查。

最后,我们根据年份和地市名称,将地市级政策数据与个人层面的调查数据进行匹配,得到了涉及 49 个地级市和 1997 年至 2015 年各调查期的非平衡面板数据,共计 13488 个观测值。

(二)变量设计

本研究的关键自变量是职工医保的福利扩容政策和成本约束政策。本研究使用从每个政策文件中自动提取的五个政策关键词来捕捉地市级职工医保政策的力度。首先,我们将从 4223 份地市级职工医保政策文本中提取的所有政策关键词归类到表 6-1 中的两个类别，并根据每个关键词的语义来判断其属于福利扩容类别还是成本约束类别。此外，从政策文件中自动提取的关键词中，有些关键词（如报销比例）在语义上是中性的，不能明确地表示政策的改革方向。为了解决这个问题，我们将这些语义中性的关键词与一些搭配词（如增强、改善、增加、提高、扩大等）相匹配，以便明确职工医保的改革方向。在一份政策文件中，只有当一个语义中性的关键词和它的一个搭配项存在于同一个句子中（即两个相邻的任意标点符号之间的文本）时，我们才计算该政策关键词的词频。例如，对于一个政策文本中出现的以下文字"……提高职工医保的住院服务政策范围内报销比例，并保持现有的最高报销额度不变"，我们将"报销比例"计为表示福利扩容的关键词，因为它与第一句中的搭配项"提高"一起出现。我们没有将"最高报销额度"作为该文本的关键词，因为同一句话中没有出现任何如"增强""改善""增加"和"扩大"的搭配项。

其次，我们分别计算了两个政策类别的所有关键词在每份政策文件中的频数，然后分别将两类关键词的频数在地市级层面上进行加总。例如，广州市政府在 2012 年发布了三份职工医保政策文件，其中一份包括关键词（和搭配项）"提高报销比例"（频数：10）、"补充医保"（频数：4）和"按床日支付"（频数：2），另外两份文件都包括关键词"加强定点医疗机构管理"（各 3 个）。因此，2012 年广州职工医保关于福利扩容的关键词频数为 14（=10+4），而关于成本约束政策的关键词频数为 8（=2+3+3）。此外，为了识别职工医保政策的长期影响，我们计算了每个地级市从职工医保启动年份到观测值所在年份出台的相关政策中关键词的累计频次，最终构建两个地市级的政策变量：福利扩容和成本约束。如前所述，我们进一步将这些地市级变量与个人层面变量相匹配。

同时,为了研究参加职工医保对个人自付支出的影响,我们还构建了一个微观层面的个人参保二分变量,表示个人在调查当年是否参加职工医保。

本研究的结果变量是个人自付医疗支出。CHNS 提供了个人在每次调查前四周的自付医疗支出信息。我们使用物价指数将不同年份的个人自付支出调整为 2015 年的物价水平,并对其取自然对数,以确保该变量接近正态分布。

本研究还设计了一系列控制变量。我们首先控制了地区层面的医疗服务递送政策和药品政策力度。我国的医疗保险改革与多重医疗服务供方改革同时进行,后者旨在提升医疗服务递送效率和规范医药市场(Liu et al., 2017a; Yip et al., 2019; He et al., 2022)。为了控制供方改革对个人自付支出的影响,我们利用构建的医疗政策数据库,生成了两个供方政策变量:服务递送政策和药品政策。我们从所有地级市医疗政策文件中提取关键词,将相关关键词划分到服务递送和药品政策两大类别中,然后在地级市层面进行加总。我们也对一些个人层面特征进行了控制,包括(过去四周)因疾病而无法进行正常活动的天数、疾病严重程度、慢性病患病状况、医疗服务利用、年龄、受教育年限、家庭规模以及家庭人均收入自然对数。表 6-2 和表 6-3 分别展示了所有变量的具体测量方式和描述性统计结果。

表 6-2 变量及其测量方法

变量名	测 量 方 法
结果变量	
自付医疗支出	调查前四周个人自付医疗支出的自然对数。我们将所有自付支出原始值加 1,以防进行对数转换时出现缺省值

变量名	测 量 方 法
职工医保政策变量	
福利扩容	一个地级市历年出台的职工医保政策中关于福利扩容的关键词累计词频
成本约束	一个地级市历年出台的职工医保政策中关于成本约束的关键词累计词频
参加职工医保	在调查年份是否参与城镇职工基本医疗保险(0＝未参保,1＝参保)
医疗服务供方政策控制变量	
服务递送政策	一个地级市自1997年来出台的医疗政策中旨在提升医疗服务递送效率的关键词累计词频
药品政策	一个地级市自1997年来出台的医疗政策中旨在规范药品市场的关键词累计词频
个人层面控制变量	
因疾病而无法进行正常活动的天数	调查前四周因疾病而无法进行正常活动的天数
疾病严重程度	调查前四周疾病的严重程度,四分类变量(0＝没有疾病,1＝不严重,2＝有些严重,3＝非常严重)
慢性病	个人是否患有慢性病
医疗服务利用	调查前四周是否接受过门诊或住院服务
年龄	个人年龄
受教育年限	个人受教育年限
家庭规模	家庭成员数量
家庭人均收入	调查前一年家庭人均收入的自然对数

表6-3　变量描述性统计

变量名	样本量	均值	标准差
结果变量			
自付医疗支出（自然对数）	13433	0.554	1.714
职工医保变量			
福利扩容	13231	6.052	14.160
成本约束	13231	1.301	5.406
参加职工医保	13488	0.440	0.496
医疗服务供方控制变量			
服务递送政策	13231	107.892	253.430
药品政策	13231	33.790	94.037
个人层面控制变量			
因疾病而无法进行正常活动的天数	13488	0.283	2.250
疾病严重程度:没有疾病	13488	0.856	0.352
疾病严重程度:不严重	13488	0.059	0.236
疾病严重程度:有些严重	13488	0.071	0.257
疾病严重程度:非常严重	13488	0.014	0.118
慢性病	13488	0.042	0.201
医疗服务利用	13488	0.079	0.269
年龄	13486	43.195	15.793
受教育年限	13345	9.503	3.551
家庭规模	13427	3.701	1.510
家庭人均收入自然对数	13427	8.974	1.372

（三）实证策略

首先，为了估计宏观层面地市级职工医保政策对微观层面个人自付支出的影响，本研究采用双向固定效应模型（Fixed Effects Model），控制年份和个人固定效应。具体而言，本研究检验两个政策变量（福利扩容和成本约束）对职工医保参保者和未参保者自付支出的影响。当一个地市没有实施职工医保时，测量福利扩容政策和成本约束政策的两个连续变量被赋值为零；实施职工医保后，两个政策变量反映不同的地市在多个调查年份采取相关政策干预的程度，较高的值代表着较高程度的政策干预。此外，我们还分析了两类政策对自付支出的交互效应，以检验政策之间的协同效应。回归方程设置如下：

$$\ln(OOPS_{ijt}^{G}) = \beta_0^G + \beta_1^G \, expansion_{jt} + \beta_2^G \, containment_{jt} + \lambda^G Z_{jt}^G +$$
$$\delta^G X_{ijt}^G + Y_t^G + I_i^G + \varepsilon_{ijt}^G , (1.1)$$

$$\ln(OOPS_{ijt}^{G}) = \beta_0^G + \beta_1^G \, expansion_{jt} + \beta_2^G \, containment_{jt} +$$
$$\beta_3^G \, expansion_{jt} * containment_{jt} + \lambda^G Z_{jt}^G +$$
$$\delta^G X_{ijt}^G + Y_t^G + I_i^G + \varepsilon_{ijt}^G , (1.2)$$

其中，G＝{A，E，U}，A 代表所有受访者，E 代表职工医保参保者，U 代表未参保人群。下标 i、j、t 分别代表个体、个体所在地市及调查年份。$\ln(OOPS_{ijt}^{G})$ 代表个人自付支出的自然对数。主要自变量 $expansion_{jt}$ 和 $containment_{jt}$ 为地市 j 在 t 年及之前年份出台的职工医保政策中反映福利扩容和成本约束的关键词累计词频，$expansion_{jt} * containment_{jt}$ 是这两个变量的交互项。Z_{jt}^G 是一系列供方政策变量，X_{ijt}^G 为一系列个人层面的控制变量。Y_t^G 和 I_i^G 分别反映年份固定效应和个体固定效应。

其次,本研究检验微观层面个人参与职工医保对其自付支出的影响。虽然职工医保在法律上要求有正式雇佣关系的劳动者强制参与,但在政策实施的初始阶段,这项规定的实际执行并不严格。职工医保目标群体的实际参与受到许多因素(如地方经济发展水平、政府财政和行政能力、工会力量和行业正规性等)的影响(Liu,2011)。在研究个体参保对医疗支出的影响时,这些混杂因素可能同时影响医保参与和医疗支出,从而导致内生性问题。为了解决这个潜在的问题,我们采用工具变量法,构建了两个工具变量——地市级的职工医保参保率和公费医疗参保率,其定义为一个地市的所有工作人口中参加相关保险计划的人所占比例。地市级的职工医保参保率可以通过"同辈效应"机制(当一个地市没有严格执行职工医保的强制参与规定时,参加职工医保带有一定的自愿性质,劳动者可能会因为其同事的普遍参保而选择参保)或"政策效应"机制(职工医保参保率反映了政府为扩大职工医保覆盖面所做的努力)来影响劳动者参保。此外,自职工医保推出以来,政府一直在努力用职工医保取代传统的公费医疗。如果一个地市的公费医疗覆盖率很高,劳动者加入职工医保的可能性就会降低。

此外,通过对个人参与职工医保、地市福利扩容和地市成本约束的三重交互分析,本研究检验在不同的地市级职工医保宏观政策力度下,参与职工医保对个人自付支出的异质性影响。回归方程如下:

$$\ln(OOPS_{ijt}) = \beta_0 + \beta_1 UEBMIenroll_{ijt} + \lambda Z_{jt} + \delta X_{ijt} + Y_t + I_i + \varepsilon_{ijt}, (2.1)$$

$$
\begin{aligned}
\ln(OOPS_{ijt}) = {} & \beta_0 + \beta_1 UEBMIenroll_{ijt} \\
& + \beta_2 expansion_{jt} + \beta_3 containment_{jt} + \beta_4 UEBMIenroll_{ijt} \\
& * expansion_{jt} + \beta_5 UEBMIenroll_{ijt} * containment_{jt} \\
& + \beta_6 expansion_{jt} * containment_{jt} \\
& + \beta_7 UEBMIenroll_{ijt} * expansion_{jt} * containment_{jt} \\
& + \lambda Z_{jt} + \delta X_{ijt} + Y_t + I_i + \varepsilon_{ijt}, (2.2)
\end{aligned}
$$

其中,$UEBMIenroll_{ijt}$ 代表个体是否参与职工医保,或由地市职工医保参保率、公费医疗参保率及其他控制变量所预测的个体参与职工医保的概率。$UEBMIenroll_{ijt} * expansion_{jt}$ 和 $UEBMIenroll_{ijt} * containment_{jt}$ 是个人参与职工医保分别和福利扩容、成本约束的交互项,$UEBMIenroll_{ijt} * expansion_{jt} * containment_{jt}$ 是这三者的交互项。

五、研究结果

(一) 职工医保政策的地区差异

图 6-1 展示了职工医保福利扩容和成本约束政策的地区差异。如图所示,各城市在这两类政策方面存在着巨大的政策差异。东部沿海地区的许多城市(如北京、南通、宁波、莆田等)和西部地区的一些城市(如重庆和陇南)颁布了许多福利扩容和成本约束政策。在这些地区,从当地建立职工医保之年到 2015 年,福利扩容和成本约束政策关键词的累计词频分别达到了 160 个和 80 个。相比之下,三分之一的城市(333 个城市中的 111 个)两类政策关键词的累计词频都低于 20 个。图 6-1 还表明,相比于成本约束政策,大多数城市对福利扩容政策给予了更高程度的重视。截至 2015 年,有 84 个城市的福利扩容政策关键词累计词频超过 80 个,而只有 14 个城市的成本

约束政策关键词累计词频超过 80 个。

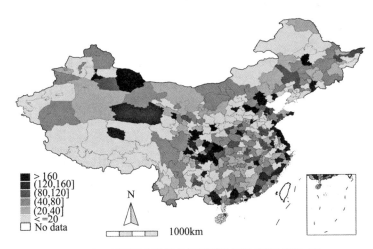

6-1-A　福利扩容政策关键词累计词频（截至 2015 年）

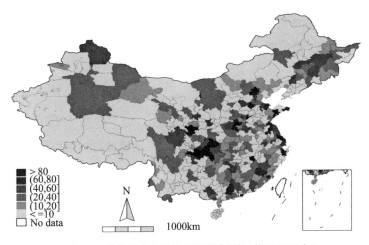

6-1-B　成本约束政策关键词累计词频（截至 2015 年）

图 6-1　城镇职工基本医疗保险的政策地区差异

注：福利扩容政策指标指一个城市从职工医保启动年份到 2015 年间出台的
职工医保政策中，反映提升医保福利待遇政策意图的关键词的累计频次。
成本约束政策指标指一个城市从职工医保启动年份到 2015 年间出台的职
工医保政策中，反映控制医保基金支出政策意图的关键词的累计频次。

（二）宏观层面职工医保政策对微观层面个人自付医疗支出的影响

表 6-4 展示了地市级职工医保政策对所有个体、职工医保参保者和未参保者的自付支出的影响。对于所有的劳动者个体来说,地市级的福利扩容政策和成本约束政策都没有对个人自付支出产生显著影响(模型 1)。我们在模型 2 中进行了交互分析,结果显示,两种政策对减少个人自付支出产生了显著的交互作用(福利扩容 * 成本约束=−0.546,p<0.10)。在只采取了福利扩容政策而没有实施成本约束政策的地市,职工医保政策显著增加了个人自付支出(当成本约束政策的关键词频数等于 0 时,福利扩容=0.473,p<0.05)。图 6-2 显示了在不同程度的成本约束政策下,地市级福利扩容政策对所有劳动者个体自付支出的边际效应。随着各地市实施越来越多的成本约束政策,福利扩容政策与个人自付支出之间的正向关系逐渐减弱。

对于职工医保参保者,地市级的福利扩容政策增加了个人自付支出,而成本约束政策则减少了自付支出,但二者在 0.10 的显著性水平上都不显著,如模型 3 所示。模型 4 显示,两种政策措施对降低自付支出具有显著的交互效应(福利扩容 * 成本约束=−1.395,p<0.01)。然而,在没有实施成本约束政策的地市,福利扩容政策导致了个人自付支出的显著增加(当成本约束政策的关键词频数等于 0 时,福利扩容=0.609,p<0.10)。图 6-3 描述了在不同的成本约束政策力度下,地市级福利扩容政策对职工医保参保者自付支出的边际影响。在实施了大量成本约束政策的地市(关键词频数>44),福利扩容政策可以显著降低自付支出。

表6-4 职工医保福利扩容和成本约束政策对个人自付医疗支出的影响

结果变量：自付医疗支出的自然对数	所有劳动者个体		职工医保参保者		未参保劳动者	
	模型1	模型2	模型3	模型4	模型5	模型6
职工医保政策变量						
福利扩容	0.319(0.201)	0.473**(0.230)	0.318(0.333)	0.609*(0.315)	-0.040(0.374)	0.227(0.477)
成本约束	-0.248(0.406)	0.108(0.433)	-0.422(0.545)	0.350(0.557)	0.876(0.828)	1.695***(0.538)
福利扩容*成本约束		-0.546*(0.279)		-1.395***(0.319)		-0.589(0.431)
医疗服务供方控制变量						
服务递送政策	0.080***(0.021)	0.076***(0.021)	0.096***(0.027)	0.091***(0.026)	0.045(0.057)	0.031(0.062)
药品政策	-0.165***(0.057)	-0.158***(0.057)	-0.203***(0.071)	-0.192***(0.070)	-0.040(0.073)	-0.029(0.077)
个人层面控制变量						
因疾病而无法进行正常活动的天数	0.053***(0.018)	0.053***(0.018)	0.062***(0.023)	0.063***(0.023)	0.043(0.036)	0.043(0.036)
疾病严重程度	1.135***(0.066)	1.133***(0.066)	1.056***(0.082)	1.051***(0.082)	1.276***(0.128)	1.275***(0.128)

续　表

结果变量：自付医疗支出的自然对数	所有劳动者个体		职工医保参保者		未参保劳动者	
	模型 1	模型 2	模型 3	模型 4	模型 5	模型 6
慢性病	0.086(0.159)	0.087(0.159)	0.035(0.203)	0.039(0.203)	0.392(0.331)	0.391(0.331)
医疗服务利用	2.554***(0.156)	2.558***(0.156)	2.538***(0.202)	2.546***(0.202)	2.383***(0.252)	2.388***(0.252)
年龄	0.045(0.069)	0.043(0.069)	0.069(0.136)	0.064(0.137)	-0.004(0.079)	-0.006(0.078)
受教育年限	-0.009(0.013)	-0.009(0.013)	-0.011(0.021)	-0.010(0.021)	-0.001(0.014)	-0.000(0.014)
家庭规模	0.001(0.022)	0.001(0.022)	0.029(0.050)	0.028(0.050)	0.013(0.019)	0.013(0.019)
家庭人均收入自然对数	0.021(0.014)	0.021(0.014)	0.034(0.057)	0.034(0.057)	0.011(0.010)	0.011(0.010)
常数项	-1.667(2.427)	-1.626(2.430)	-4.305(7.799)	-4.113(7.821)	0.009(2.503)	0.063(2.491)
个体固定效应	控制	控制	控制	控制	控制	控制
年份固定效应	控制	控制	控制	控制	控制	控制
R^2	0.567	0.567	0.502	0.502	0.690	0.690
观测值	13,033	13,033	5,822	5,822	7,211	7,211

注：* $p<0.10$，** $p<0.05$，*** $p<0.01$。括号中为稳健标准误。为保证回归系数有合适的小数位数，我们以"百"作为四个政策关键词变量的计量单位。

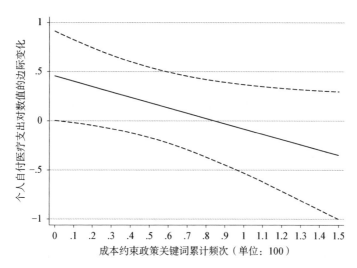

图6-2　不同程度的成本约束政策力度下福利扩容政策对所有个体自付支出的边际效应

注:实线代表在不同的成本约束政策关键词累计词频的条件下,福利扩容政策关键词累计词频对个体自付支出自然对数的边际效应。虚线为95%置信区间。

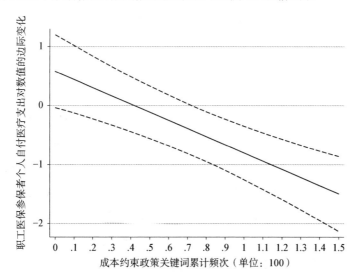

图6-3　不同程度的成本约束政策力度下福利扩容政策对职工医保参保者自付支出的边际效应

注:实线代表在不同的成本约束政策关键词累计词频的条件下,福利扩容政策关键词累计词频对个体自付支出自然对数的边际效应。虚线为95%置信区间。

对于未参保者，地市一级的两类政策对自付支出都没有显著影响，如模型 5 所示。在模型 6 中，当进行福利扩容政策和成本约束政策的交互分析时，在没有采取福利扩容政策的地市，成本约束政策显著增加了未参保者的自付支出（当福利扩容政策的关键词频数等于 0 时，成本约束＝1.695，p＜0.01）。这意味着在这些地市，职工医保的成本约束政策存在意外的外溢效应，即会增加未参保者的医疗费用。

（三）微观层面个人参加职工医保对自付医疗支出的影响

我们检验了微观层面职工医保参保状态对个人自付支出的影响。如果不考虑潜在的内生性问题，参加职工医保与自付支出之间没有显著关系，如表 6-5 的模型 7 所示。如果采用工具变量法进行分析，参与职工医保对自付支出依然没有显著影响，如模型 8 所示。此外，模型 8 还表明参与职工医保和自付支出之间不存在显著的内生性问题（内生性检验 p＝0.303）。

我们进一步估计了地市级政策对参加职工医保和自付支出之间的关系所产生的调节效应。模型 9 表明，在只实施了福利扩容政策的地级市，参加职工医保对自付支出没有显著影响（参加职工医保＋参加职工医保＊福利扩容＝0.451，p＝0.288）。在只实施了成本约束政策的地市，参加职工医保显著减少了自付支出（参加职工医保＋参加职工医保＊成本约束＝－1.583，p＜0.05）。然而，在这些只实施了成本约束政策的地市，未参保者的自付支出显著增加（成本约束＝1.674，p＜0.01）。在两类政策都已实施的地市，参加职工医保显著减少了个人的自付支出（参加职工医保＋参加职工医保＊福利扩容＋参加职工医保＊成本约束＋参加职工医保＊福利扩容＊成本

表6-5 参加职工医保对自付医疗支出的影响

结果变量:自付医疗支出的自然对数	参加职工医保		参加职工医保*医保政策
	模型7	模型8(IV)	模型9
职工医保政策变量			
参加职工医保	0.007(0.053)	0.169(0.163)	0.012(0.057)
福利扩容			0.078(0.438)
成本约束			1.674***(0.578)
参加职工医保*福利扩容			0.439(0.443)
参加职工医保*成本约束			-1.595**(0.655)
福利扩容*成本约束			-0.526(0.331)
参加职工医保*福利扩容*成本约束			-0.261(0.342)
参加职工医保+参加职工医保*福利扩容			0.451(0.424)
参加职工医保+参加职工医保*成本约束			-1.583**(0.659)
参加职工医保+参加职工医保*福利扩容+参加职工医保*成本约束+参加职工医保*福利扩容*成本约束			-1.406***(0.445)

续　表

结果变量：自付医疗支出的自然对数	参加职工医保		参加职工医保 * 医保政策
	模型 7	模型 8（IV）	模型 9
医疗服务供方控制变量			
服务递送政策	0.080***（0.022）	0.078***（0.022）	0.077***（0.022）
药品政策	−0.171***（0.056）	−0.165***（0.055）	−0.160***（0.057）
个人层面控制变量			
因疾病而无法进行正常活动的天数	0.053***（0.018）	0.053***（0.018）	0.053***（0.018）
疾病严重程度	1.135***（0.066）	1.131***（0.065）	1.133***（0.066）
慢性病	0.085（0.159）	0.089（0.157）	0.088（0.159）
医疗服务利用	2.553***（0.156）	2.561***（0.151）	2.559***（0.156）
年龄	0.047（0.069）	0.047（0.072）	0.044（0.069）
受教育年限	−0.009（0.013）	−0.010（0.013）	−0.009（0.013）
家庭规模	0.002（0.022）	0.003（0.022）	0.000（0.022）
家庭人均收入自然对数	0.021（0.014）	0.019（0.014）	0.021（0.014）
常数项	−1.754（2.421）	−1.841（2.421）	−1.641（2.433）

续　表

结果变量：自付医疗支出的自然对数	参加职工医保		参加职工医保 * 医保政策
	模型 7	模型 8（IV）	模型 9
个体固定效应	控制	控制	控制
年份固定效应	控制	控制	控制
弱工具变量检验（F statistic）		330.468	
过度识别检验（p value）		0.578	
内生性检验（p value）		0.303	
R^2	0.567	0.566	0.568
观测值	13,033	13,033	13,033

注：* $p<0.10$，** $p<0.05$，*** $p<0.01$。括号中为稳健标准误。"IV"为工具变量（Instrumental Variable）。我们在模型 8 中运用工具变量进行估计。如模型 8 所示，参加职工医保和自付支出之间没有显著的内生性问题（$p=0.303$）。因此，我们在模型 9 中开展参加职工医保和医保政策的交互分析时没有继续使用工具变量估计。我们使用线性组合（Linear Combination）技术进行一系列事后分析，估计主效应和交互效应的回归系数及其显著性，包括"参加职工医保＋参加职工医保 * 福利扩"答"，"参加职工医保＋参加职工医保＋参加职工医保 * 成本约束＋参加职工医保 * 福利扩"答＋参加职工医保 * 成本约束"和"参加职工医保＋参加职工医保 * 福利扩"答＋参加职工医保 * 成本约束"。为保证回归系数有合适的小数位数，我们以"百"作为四个政策关键词变量的计数单位。

约束=－1.406,p<0.01)。同时,这些地市的职工医保政策对未参保者的自付支出没有产生显著的外溢效应(福利扩容 * 成本约束=－0.526,p=0.378)。

图 6-4 显示了在不同的政策力度下参加职工医保对自付支出的边际效应。在采用不同力度的福利扩容政策的地级市,参与职工医保对自付支出均没有明显影响(图 6-4-A)。在实施了大量成本约束政策的地级市,当个人加入职工医保后,自付支出显著减少(图 6-4-B)。

(四) 稳健性检验

我们利用两部分模型(Two-part Model)检验上述回归结果的稳健性。在一个固定的时间点上,大多数人通常不会生病,或者在疾病较轻的情况下更愿意自我治疗,因此调查数据中存在相当比例的自付支出为 0 的观测值。受此影响,调查数据中的医疗支出数据并不符合正态分布。在这种情况下,已有研究通常采用两部分模型,假设是否寻求治疗和治疗时花费多少是彼此独立的且不连续的决定(Buntin and Zaslavsky, 2004; O'Donnell et al., 2008)。在本研究中,我们使用的两部分模型由以是否发生自付支出(自付支出是否为 0)为因变量的 Probit 回归和以自付支出自然对数(在自付支出大于 0 的情况下)为因变量的线性回归组成。

如表 6-6 所示,两部分模型的结果印证了我们的主要结果。在自付支出大于 0 的情况下,当两类政策都被采纳时,个人自付支出会显著减少;当只有福利扩容政策被实施时,个人自付支出会显著增加。表 6-7 展示了运用两部分模型分析参加职工医保对自付支出的影响结果。在自付支出大于 0 的情况下,如果地市只实施了福利扩容政策,则个人参加职工医保对自付支出没有显著影响。如果地

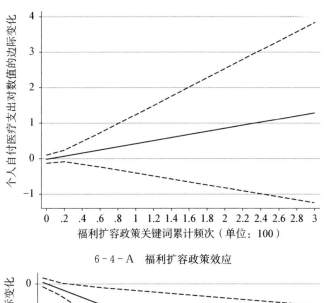

6 - 4 - A　福利扩容政策效应

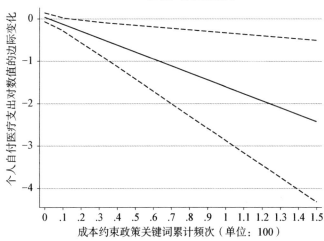

6 - 4 - B　成本约束政策效应

图 6 - 4　不同程度的福利扩容与成本约束政策力度下参加职工医保对自付支出的边际效应

注：实线代表在不同的福利扩容政策（图 6 - 4 - A）和成本约束政策（图 6 - 4 - B）关键词累计词频的条件下，参加职工医保对个体自付支出自然对数的边际效应。虚线为 95％ 置信区间。在估计不同的福利扩容政策力度下参加职工医保对自付支出的边际效应时，我们控制了成本约束政策及其他控制变量，反之亦然。

表6-6 基于两部分模型的职工医保政策对个人自付医疗支出的影响

	所有劳动者个体		职工医保参保者		未参保劳动者	
	模型 1	模型 2	模型 3	模型 4	模型 5	模型 6
第一部分:以自付支出是否发生为结果变量						
福利扩容	0.189(0.184)	0.317(0.212)	0.189(0.178)	0.260(0.206)	0.095(0.542)	0.724(0.596)
成本约束	0.537(0.451)	0.844(0.525)	0.506(0.424)	0.670(0.488)	−0.097(1.277)	5.095(3.962)
福利扩容*成本约束		−0.370(0.243)		−0.214(0.240)		−16.968(14.690)
服务递送政策	0.017(0.017)	0.014(0.018)	0.024(0.016)	0.022(0.017)	−0.026(0.066)	−0.028(0.069)
药品政策	−0.071(0.046)	−0.064(0.046)	−0.088**(0.043)	−0.085*(0.044)	0.157(0.137)	0.135(0.140)
因疾病而无法进行正常活动的天数	−0.033***(0.008)	−0.033***(0.008)	−0.025***(0.009)	−0.025***(0.009)	−0.049***(0.017)	−0.048***(0.017)
疾病严重程度	1.094***(0.034)	1.093***(0.034)	0.972***(0.036)	0.971***(0.036)	1.381***(0.080)	1.376***(0.080)

续　表

	所有劳动者个体		职工医保参保者		未参保劳动者	
	模型 1	模型 2	模型 3	模型 4	模型 5	模型 6
慢性病	−0.078(0.107)	−0.077(0.107)	−0.035(0.101)	−0.034(0.101)	0.095(0.386)	0.099(0.389)
医疗服务利用	1.403***（0.071）	1.406***（0.071）	1.233***（0.082）	1.235***（0.082）	1.700***（0.145）	1.710***（0.145）
年龄	−0.005***（0.002）	−0.005**（0.002）	−0.005**（0.002）	−0.005**（0.002）	−0.002(0.004)	−0.002(0.004)
受教育年限	−0.003(0.007)	−0.003(0.007)	−0.007(0.008)	−0.007(0.008)	0.008(0.015)	0.007(0.015)
家庭规模	−0.064***（0.018）	−0.063***（0.018）	−0.060***（0.023）	−0.060***（0.023）	−0.064*（0.034）	−0.065*（0.034）
家庭人均收入的自然对数	0.006(0.018)	0.006(0.018)	0.005(0.032)	0.005(0.032)	0.016(0.027)	0.018(0.027)
常数项	−2.028***（0.214）	−2.035***（0.215）	−1.505***（0.373）	−1.528***（0.375）	−2.497***（0.364）	−2.500***（0.366）
年份固定效应	控制	控制	控制	控制	控制	控制
Pseudo R^2	0.574	0.574	0.492	0.492	0.683	0.684

续　表

	所有劳动者个体		职工医保参保者		未参保劳动者	
	模型 1	模型 2	模型 3	模型 4	模型 5	模型 6
观测值	13,033	13,033	5,822	5,822	7,211	7,211
第二部分：以大于0的自付支出自然对数为结果变量						
福利护*答	1.399***(0.451)	1.785***(0.496)	1.326***(0.471)	1.692***(0.543)	2.014(1.237)	2.524(1.549)
成本约束	-0.573(0.988)	0.416(1.182)	-0.721(1.008)	0.098(1.177)	7.830(5.921)	8.864(6.624)
福利护*答*成本约束		-1.299**(0.519)		-1.101**(0.527)		-11.872(21.903)
服务递送政策	0.075**(0.037)	0.068*(0.037)	0.079**(0.039)	0.071*(0.039)	-0.055(0.087)	-0.055(0.087)
药品政策	-0.252***(0.090)	-0.238***(0.091)	-0.274***(0.100)	-0.257***(0.101)	0.073(0.177)	0.073(0.176)
因疾病而无法进行正常活动的天数	0.079***(0.008)	0.079***(0.008)	0.075***(0.009)	0.075***(0.009)	0.085***(0.016)	0.086***(0.016)

续 表

	所有劳动者个体		职工医保参保者		未参保劳动者	
	模型 1	模型 2	模型 3	模型 4	模型 5	模型 6
疾病严重程度	0.318***(0.066)	0.320***(0.066)	0.304***(0.082)	0.306***(0.082)	0.356***(0.112)	0.351***(0.113)
慢性病	0.265*(0.156)	0.264*(0.155)	0.099(0.163)	0.097(0.163)	1.253***(0.465)	1.260***(0.465)
医疗服务利用	1.253***(0.097)	1.259***(0.097)	1.345***(0.122)	1.351***(0.122)	1.181***(0.163)	1.186***(0.164)
年龄	0.013***(0.003)	0.014***(0.003)	0.011**(0.004)	0.011**(0.004)	0.009(0.007)	0.009(0.007)
受教育年限	0.009(0.012)	0.009(0.012)	-0.002(0.015)	-0.002(0.015)	0.038(0.026)	0.039(0.026)
家庭规模	-0.050(0.039)	-0.049(0.039)	-0.026(0.051)	-0.025(0.051)	-0.066(0.060)	-0.070(0.060)
家庭人均收入的自然对数	0.066*(0.040)	0.067*(0.040)	0.008(0.064)	0.008(0.064)	0.090*(0.047)	0.088*(0.047)
常数项	1.776***(0.501)	1.754***(0.501)	3.262***(0.794)	3.156***(0.751)	1.548**(0.763)	1.563**(0.766)
年份固定效应	控制	控制	控制	控制	控制	控制

续　表

	所有劳动者个体		职工医保参保者		未参保劳动者	
	模型 1	模型 2	模型 3	模型 4	模型 5	模型 6
R^2	0.303	0.304	0.293	0.294	0.271	0.271
观测值	1,429	1,429	959	959	470	470

注：* $p<0.10$，** $p<0.05$，*** $p<0.01$。括号中为稳健标准误。在对医疗费用构建回归模型时，通常可以使用两种方法进行分析：两部分模型和 Heckman 样本选择模型（Heckman Selection Model）。两部分模型假设寻求治疗和自付费用支出对个体而言是独立和两离散的决定，而 Heckman 样本选择模型假设这两个决定都受到不可观察和不可观测因素的影响。为了确定哪种模型更适合于分析本研究的自付医疗费用，我们首先进行了 Heckman 样本选择模型分析，通过对自付支出发生的概率进行 probit 回归，生成了逆米尔斯比率（IMR）。然后，我们以自付支出为因变量，以 IMR、福利扩容等成本约束变量以及其他控制变量为自变量进行回归，检验其他变量与 IMR 之间的共线性。我们发现 IMR 的回归系数并不显著（$p=0.187$），这表明自付支出的发生和自付支出多少是独立的。此外，IMR 和其他变量高度相关（方差膨胀因子=14.580；如果以 IMR 为因变量，以其他变量为自变量进行回归，则 $R^2=0.984$），表明 Heckman 样本选择模型可能受到多重共线性问题的影响。因此，我们使用两部分模型而非 Heckman 样本选择模型进行稳健性检验。第一部分展示了以个人是否发生自付支出为因变量的 probit 回归结果；第二部分展示自付支出（自付支出>0）的情况下，关于自付支出的影响因素的线性回归结果。

表6-7　基于两部分模型的参加职工医保对个人自付医疗支出的影响

	参加职工医保	参加职工医保 * 医保政策
	模型7	模型8
第一部分:以自付支出是否发生为结果变量		
参加职工医保	−0.049(0.067)	0.011(0.074)
福利扩容		0.928**(0.424)
成本约束		7.112**(3.336)
参加职工医保 * 福利扩容		−0.685(0.464)
参加职工医保 * 成本约束		−6.409*(3.369)
福利扩容 * 成本约束		−20.489(12.762)
参加职工医保 * 福利扩容 * 成本约束		20.282(12.763)
服务递送政策	0.019(0.018)	0.017(0.018)
药品政策	−0.067(0.047)	−0.075(0.047)
因疾病而无法进行正常活动的天数	−0.033***(0.008)	−0.033***(0.008)
疾病严重程度	1.099***(0.034)	1.093***(0.034)
慢性病	−0.078(0.107)	−0.076(0.107)
医疗服务利用	1.389***(0.071)	1.405***(0.072)
年龄	−0.004**(0.002)	−0.004**(0.002)
受教育年限	−0.002(0.007)	−0.003(0.007)
家庭规模	−0.063***(0.018)	−0.064***(0.018)
家庭人均收入的自然对数	0.008(0.019)	0.009(0.019)
常数项	−2.065***(0.222)	−2.067***(0.223)

	参加职工医保	参加职工医保 * 医保政策
	模型 7	模型 8
年份固定效应	控制	控制
Pseudo R^2	0.573	0.575
观测值	13,033	13,033
第二部分:以大于 0 的自付支出自然对数为结果变量		
参加职工医保	0.382*** (0.129)	0.470*** (0.144)
福利扩容		1.512(1.383)
成本约束		7.909(6.620)
参加职工医保 * 福利扩容		0.298(1.434)
参加职工医保 * 成本约束		−7.894(6.693)
福利扩容 * 成本约束		−2.357(24.133)
参加职工医保 * 福利扩容 * 成本约束		1.186(24.130)
参加职工医保 + 参加职工医保 * 福利扩容		0.768(1.396)
参加职工医保 + 参加职工医保 * 成本约束		−7.423(6.672)
参加职工医保 + 参加职工医保 * 福利扩容 + 参加职工医保 * 成本约束 + 参加职工医保 * 福利扩容 * 成本约束		−5.940(20.440)
服务递送政策	0.072** (0.036)	0.066* (0.037)
药品政策	−0.247*** (0.089)	−0.234** (0.093)

续　表

	参加职工医保	参加职工医保 ＊ 医保政策
	模型 7	模型 8
因疾病而无法进行正常活动的天数	0.078＊＊＊(0.008)	0.077＊＊＊(0.008)
疾病严重程度	0.318＊＊＊(0.066)	0.323＊＊＊(0.066)
慢性病	0.231(0.157)	0.249(0.155)
医疗服务利用	1.245＊＊＊(0.097)	1.283＊＊＊(0.098)
年龄	0.010＊＊＊(0.004)	0.010＊＊＊(0.004)
受教育年限	0.004(0.013)	0.002(0.013)
家庭规模	−0.034(0.039)	−0.037(0.039)
家庭人均收入的自然对数	0.052(0.040)	0.053(0.039)
常数项	2.025＊＊＊(0.504)	1.998＊＊＊(0.504)
年份固定效应	控制	控制
R^2	0.299	0.310
观测值	1,429	1,429

注：＊ $p<0.10$,＊＊ $p<0.05$,＊＊＊ $p<0.01$。括号中为稳健标准误。

市实施了两种政策,则个人参加职工医保减少了自付支出,但这一关系在 0.10 的显著性水平上并不显著。如果地市只采取了成本约束政策,则未参保者的自付支出有所增加,但这在 0.10 的显著性水平上也不显著。

六、结论和讨论

本研究开发了一种基于文本挖掘的新型政策测量方法,并以我国的职工医保为例，构建了一个医疗政策数据库，测量了区域差异化的职工医保政策，检验了地市级职工医保政策对个人自付医疗支出的影响。本研究有三个关键发现：首先，职工医保政策在各地区间存在巨大差异。第二，在协同实施福利扩容政策和成本约束政策的地市，宏观层面的职工医保政策降低了微观层面职工医保参保者的自付支出。如果没有这样的政策协同，则在仅实施福利扩容政策的地市，参保者的自付支出显著增加，而在只采取成本约束政策的地市，未参保者的自付支出显著增加。第三，微观层面个体参加职工医保对自付支出的影响取决于宏观层面福利扩容政策和成本约束政策的协同情况。在协同实施两类政策的地级市，参加职工医保显著减少了自付支出。相比之下，那些未能协调两类政策的地市没有实现预期的政策目标。当一个地市只实施福利扩容政策时，参加职工医保对自付支出没有显著影响；当一个地市只采取成本约束政策时，未参保者的自付支出显著增加。

这些发现表明，在评估分权化卫生体系下的政策效应时，应该充分注意政策的地方差异。现有的政策评估文献在很大程度上未能捕捉到区域间政策的异质性。为了更为严谨地评估政策效应，研究者需要对地方政策开展细致科学的测量和分析，通过将政策测量加以情景化（Contextualization），更全面地捕捉各地不同的政策。在测量卫生政策时，学者可以通过挖掘相关政策文本，综合分析地方政府采用的差异化政策选择及具体内容。近年来，大数据技术的出现为研究者做到这一点提供了工具便利。本研究是这个思路下的一种尝试。

此外，相比于基于简化政策测量的政策评估研究，将政策区域差异的分析与政策效应的实证分析相结合，有助于识别政策产生影响的各种途径，帮助学者和政策制定者更好地理解政策过程的复杂性，并提出适宜的政策启示。在本研究中,仅基于个人医保参与的分析表明职工医保对自付支出没有产生显著影响。这一发现可能意味着职工医保在提供经济保障方面的效率不高。然而,政策制定者可能并不清楚这种政策失灵的确切发生机制。该政策失灵是由于风险分担机制水平较低造成的还是由于成本约束机制缺失造成的? 本研究通过评估个人参加职工医保和地市级医保政策的交互作用,提供了更确切的政策建议:要增强福利扩容政策和成本约束政策之间的协同作用。仅依靠这两类政策中的任何一类,不仅不能达到预期的政策目标,反而会在个人层面产生完全相反的政策效应。只有当这两项政策协同进行时,职工医保才能减少参保者的自付支出,且避免对未参保者产生费用转嫁的外溢效应。

为了分解复杂交织的政策机制,未来的研究可以采用自动文本挖掘工具,对同一政策框架中存在的多种干预措施进行分类。除了本研究中使用的 TF - IDF 方法外,学者还可以使用有监督的(如朴素贝叶斯、支持向量机、决策树和 K - 近邻)和无监督的(如 K - 均值、主题模型和深度、卷积或循环神经网络)机器学习技术来提取政策文本中的复杂信息并加以分类(Grimmer and Stewart, 2013)。这类技术大大增强了学者研究各种政策干预的相互作用的分析能力。

鉴于我国卫生政策体系中广泛存在的地区差异,政策制定者已经开始采取一系列措施减少地方的政策差异,加强中央与地方政策的一致性。2018 年,我国成立了国家医疗保障局,开始系统解决这一问题。国家医保局实施了一系列全国相对统一的政策措施,如DRG 支付方式改革、职工医保个人账户改革以及药品定价机制改革。这些改革体现了政府加强医改顶层设计的集权化趋势(He et al., 2022)。本研究的结果表明,我国医疗卫生体制改革应该更加努力地协调地方上的各种政策干预,并注意政策间的协同效应,以最大限度地发挥医改的整体影响。

　　本研究还存在一些局限。第一，在政策数据的完整性方面，一些地方政府可能不会公开其发布的所有政策文件，因此本研究获取的政策大数据可能是有限的。第二，本研究采用的文本挖掘方法可能导致政策变量存在测量误差，因为政策关键词可能无法准确反映相关政策的全部意图。第三，本研究对职工医保政策的"奥卡姆剃刀"式的分类无法保证研究结果推广到每一种可能的政策干预上。我们将在未来的研究中会通过采用更全面的政策收集方法和更精准的文本挖掘工具来解决这些局限。

## 第七章

医保政策评估中三种政策测量方法的比较

一、引言

政策评估的关键首先在于层次适宜且变异精确的政策测量。本书第二章基于制度主义方法论和行为主义方法论的差异，发展了一个政策评估的综合方法论框架，重点识别了三种政策测量方法。在理论层面，政策的微观和简化测量方法所测量的均非政策本身，而是一种错配的政策代理指标。此外，政策改革是一个多种政策措施相互配合和协调的过程，不同导向的政策意图在不同阶段对个体行为的影响有所不同。政策的微观和简化测量方法难以发掘或分解错综复杂的政策机制，因而容易造成对政策效应的误估。针对政策评估中行为主义方法论盛行的现状，本书认为政策评估需要引入制度主义方法论视角，将政策视为一种正式的制度安排，整合政策分析和个体分析，提取可以解释个体行为结果的宏观层次政策变量，并识别复杂的政策作用机制。

除了理论分析，本书尤其关注三种政策测量方法在实证层面的应用和比较。本章将系统比较不同的政策测量方法对政策效应的差异化估计。在第五章和第六章的应用案例中，我们集中关注了不同政策措施之间的协同机制，重点对政策的区域差异进行了分析和评估。在本章的应用案例中，我们集中关注政策的时间累积效应和外溢效应。只有将个体行为的变化机制置于一个长时段的政策脉络中，才能更为准确地理解政策塑造行为的因果链条。此外，政策的实施并不总能实现既定目标，还可能出现意外结果，影响其他群体。

本章将以职工医保政策为例，系统比较三种不同政策测量方法下的政策效应，分别以职工医保个体参与状态（政策微观测量）、实施时间（政策简化测量）和改革方向（政策文本挖掘测量）为自变量，以微观层面个体的自付医疗费用为因变量，比较三种政策测量方法所形成的评估结果差异，将政策的累积效应和外溢效应分不同的政策导向和政策阶段展开分解，从而展示基于文本挖掘的新型政策测量方法的应用价值。

二、职工医保和医疗卫生体制改革导向分析

从计划经济向市场经济的转型过程中，依托单位制构建的城镇职工福利体系逐渐解体。我国政府于 20 世纪 90 年代开始新的政策探索，在实验主义思维的影响下，于 1994 年在九江和镇江首先展开职工医保试点。1998 年，国务院颁布《关于建立城镇职工基本医疗保险制度的决定》，在全国范围推行职工医保制度，使得职工医保在城市层面迅速扩散，最终于 2003 年完成对所有直辖市、副省级城市和地级市的覆盖。到 2018 年，职工医保覆盖 3.16 亿人口，约占总人口的 22.7%（国家卫健委，2019）。

相比于城乡居民医保,职工医保是我国医疗保障体系中基金规模最大、待遇水平最高的强制性项目。在筹资方面,用人单位缴纳工资总额的6％,个人缴纳每月工资的2％;实行"统账结合",个人缴纳的全部金额和单位缴纳的少部分金额进入个人账户,剩余的全部汇入统筹账户(2021年前)。在待遇给付方面,建立药品目录、服务设施目录和诊疗项目目录,对报销范围进行界定;同时设立起付线、报销比例和报销上限,对报销水平进行界定。此外,作为一项复杂的社会政策,职工医保涉及一系列制度安排组合。医疗市场中存在多个利益主体,需要不同领域的政策相互配合加以干预和调节。近年来,我国开始强调"三医联动"和"三医协同",注重医保、医疗服务供给和医药之间的协同改革。因此职工医保建立二十多年以来,各级政府出台了大量多重领域的政策文件。

由于医疗卫生体制改革涉及诸多跨领域改革措施,为了兼顾政策测量的综合性和政策分析的简约性,本研究将这些措施分领域纳入到"扩容型-约束型"的分析框架,详见表7-1。两种导向代表不同的政策意图:扩容型政策旨在通过资源投入提升医疗待遇,包括提升医保给付水平、改善医疗服务资源投入、扩大药品供给等;约束型政策旨在通过加强监管来抑制医疗费用增长、约束供需双方行为、解决药价虚高问题等。在医保领域,扩容型政策具体表现为扩大医保覆盖和支付范围,包括降低共付比例、提高报销上限、扩大医保目录范围等;约束型政策表现为控制医保基金支出,包括实施预付制支付方式、提高医保部门的经办和监管能力等。

医疗卫生体制改革在不同阶段有不同的侧重点。进入新世纪后,我国首先致力于扩容型改革,通过扩大医保覆盖面和提升医保待遇解决"看病贵、看病难"问题。2009年,我国开始新一轮医疗卫生

表7-1 我国医疗卫生体制改革的扩容型和约束型导向

	医疗保险	医疗服务	医药
扩容型	• 建立补充医保 • 提高医保待遇 • 扩大医保目录	• 强化基层医疗机构 • 鼓励民办医院进入 • 发展"互联网＋医疗"	• 扩大药品供给范围 • 保障短缺药供给
约束型	• 改革付费方式 • 明确付费标准 • 谈判药品价格 • 加强经办管理	• 加强转诊系统建设 • 控制药占比 • 改革医疗服务定价 • 约束医生经济激励 • 推动医疗服务标准化、信息化 • 建立现代医院管理制度	• 建立基本药物制度 • 规范药品供给 • 改革药品招标采购
变量设计	自变量	控制变量	控制变量

体制改革，初期尤其强调医保待遇扩容，控制医疗费用增长的约束型改革则相对滞后。一些研究发现，仅在医保待遇方面进行增量改革并不能切实缓解患者的经济负担；如果供方的逐利动机得不到有效控制，医保待遇的提升会将大量基金支付转化为供方的利润，导致医疗费用持续增长（刘军强、刘凯、曾益，2015；Ramesh et al.，2014；Yip et al.，2019；Yip et al.，2010）。近几年来，我国开始调整医疗体系治理格局，加强政策的约束性，这一导向尤其体现在2018年国家医疗保障局的成立上。国家医保局开展了按疾病诊断分组付费、抗癌药价格谈判、药品集中招标采购等一系列改革，增强了医保制度的约束刚性，促进了扩容型政策和约束型政策的平衡。

三、研究假设

(一) 政策微观测量

个体参保对自付医疗费用的影响有两条相反的解释路径。一方面,医保通过风险分担机制对参保者提供经济保障,表现在医保报销会降低参保者的自付费用(Huang and Gan, 2017)。另一方面,在需方道德风险和供方诱导需求机制的影响下,医保不但会刺激参保者医疗服务需求的增加,还可能导致医疗机构产生升级诊断等扭曲激励(Wagstaff and Lindelow, 2008; Yu et al., 2020)。当这两条解释路径同时存在时,参加医保可能增加个人的医疗总费用,降低风险分担效率,导致医保降费作用的式微。这两条解释路径共同存在时,可能会造成抵消参保的作用。因此,我们提出如下假设:

H1:相比于不参保或参加其他医保,参加职工医保对自付费用没有显著作用。

(二) 政策简化测量

作为一项历时性的社会政策,职工医保对个体就医费用的影响存在一定的时间累积性。Liu 等人(2022a)通过比较职工医保政策实施前后的个体自付费用变化,发现医保政策对医疗费用的影响存在一定的滞后效应。基于前文对我国医保改革不同阶段重点任务的讨论,我们作出如下假设:

H2a:职工医保制度实施对职工医保参加者的自付费用有显著正向影响,这种效应随着制度实施时长的增加而显著扩大。

此外,医保政策还可能产生外溢效应。医保政策会强化供方逐利动机,提升医疗价格,对医疗市场产生整体影响,从而影响到非目标群体的就医费用(Finkelstein, 2007; Baicker et al., 2013a;封进、刘芳、陈沁,2010)。我们提出如下假设:

H2b:职工医保制度实施对非职工医保者的自付费用有显著正向影响,这种效应随着制度实施时长的增加而显著扩大。

(三) 政策文本挖掘测量

本研究基于对医保政策的文本挖掘测量,并采用"扩容型-约束型"分析框架进一步分解,对假设 H1、H2a 和 H2b 所涉及的多种解释路径分不同的政策导向和政策阶段展开分解。

首先,应用政策文本挖掘测量方法,可以对医保政策的累积效应进行分解。一方面,在医保扩容型改革初期,医保较为丰厚的报销可以直接降低参保者的自付费用。然而,随着医保待遇的进一步扩容,需方的医疗需求将大量释放,供方的经济激励也会逐步增强。受此影响,医保降低参保者自付费用的边际效应将逐步变弱。另一方面,医保约束型政策会同时约束供方和需方,加强对不必要医疗需求和医疗服务供给的控制,从而抑制医疗费用增长。我们提出如下假设:

H3a:职工医保扩容型改革对职工医保参加者自付费用的影响有一个逐渐减弱的累积过程。改革力度较小时,扩容型改革降低自付费用,但随着改革力度增加,这种边际效应递减。

H3b:职工医保约束型改革显著降低职工医保参加者的自付费用。

其次,应用政策文本挖掘测量方法,可以对医保政策的外溢效应进行分解。职工医保的待遇扩容在初期不但直接惠及职工医保群体,一定程度上也保障了医疗机构和医生的业务收入,从而调整供方的整体收入预期,使其控制对非职工医保群体的逐利动机。随着扩容型改革的深入,假设 H2b 所涉及的影响机制开始发挥作用,医保可能会强化供方的逐利动机,导致非职工医保群体医疗费用的上涨。此外,职工医保约束型政策可能会诱发成本转嫁,抬升非职工医保群体的医疗费用。我们建立如下假设:

H3c:职工医保扩容型改革与非职工医保者自付费用的关系呈U型。改革力度较小时,扩容型改革降低自付费用,但随着改革力度增加,逐渐提高自付费用。

H3d:职工医保约束型改革显著提高非职工医保者的自付费用。

四、研究方法

(一) 数据来源

为了将宏观政策分析与微观个体分析结合起来,我们建立了一套医疗政策文本库,通过文本挖掘提取政策变量,并和微观调查数据进行合并。首先,采用网络爬虫技术,搜集汇总了中央政府、省级政府和地市级政府发布的医疗政策文件。由于各地网站建设质量和政策公布情况差异较大,我们另在北大法宝网和中国知网上手动搜集了部分未被自动爬取的政策文件。在医疗政策文本库的基础上,我们采用第六章中的识别方法,识别了职工医保相关的政策文件。

其次,通过文本挖掘技术进行政策变量提取。我们采用第三章所提到的 TF-IDF 技术对每个政策文本提取 5 个关键词,用于识别政策意图。我们还采用"斯坦福自然语言处理(Stanford Natural Language Processing)"开源工具包及其词向量模型搜索这些关键词的同义词。例如,"报销比例"一词输入到斯坦福自然语言处理工具包中后,搜寻到的同义词包括"住院报销""门诊报销""补偿比例"和"大病报销"等。我们将找到的同义词添加到关键词主列表中,形成了一份扩大版的政策关键词列表。此外,针对部分语义中性的关键词,我们判断其所在的句子中是否出现固定的搭配词,以明确政策导向。我们定义"一个句子"为两个相邻的任意标点符号之间的文字。例如,我们将如下这段文字",提高医保基金管理水平,提高住院病人政策范围内报销比例。"视作两个句子(三个标点符号之间),其中后一个句子中同时出现了"报销比例"关键词和"提高"搭配词,因此对"报销比例"计算词频 1 次。而另一段文字",提高医保基金管理水平,控制住院病人政策范围内报销比例。"中即使出现了"报销比例"关键词和"提高"搭配词,但由于没有出现在同一个句子中,"报销比例"不算作 1 次词频。最后,我们以地级市为分析单位,对每个年份所有政策文本的单个关键词词频进行了年份累计加总计算,并保留一个唯一的观测值,生成一系列测量地级市政府政策意图的词频变量。

再次,选取中国健康与营养调查(China Health and Nutrition Survey,简称 CHNS)数据作为本研究的微观数据。CHNS 收集了受访者个人层面的健康水平、医疗支出、医疗服务利用等信息以及个人和家庭层面的人口统计学和社会经济状况等信息。CHNS 采用多阶段整群抽样,分别于 1989、1991、1993、1997、2000、2004、2006、2009、2011 和 2015 年开展十次调查,覆盖 12 个省级单位,涉及 3 个直辖市(北京、上海和重庆)和 49 个地级市。我们选取 2000—2015 年六期的数据,并排除 2011 年才纳入调查的 3 个直辖市的样本,得到一套由 97519 个观测值组成的非平衡面板数据。

最后,将政策词频变量和 CHNS 数据进行匹配。匹配的方法是分别识别两套数据库中的城市名称,和调查年份一起作为识别变量,将 CHNS 涉及的 49 个地级市的政策词频变量合并到微观数据中。

(二) 变量设计

1. 被解释变量

个人自付医疗费用。CHNS 提供了个人在过去四周发生的就诊、住院、自我医疗和保健服务总费用以及医保报销费用信息。我们将总费用减去医保报销费用,得出个人自付医疗费用。为使自付费用尽量接近正态分布,我们对其取自然对数。对于自付费用等于 0 的样本,取自然对数会产生缺省值;若不进行处理,会导致大量样本损失,影响面板数据模型估计。我们将这些样本的原始取值加 1 后再取对数处理。我们对自付费用变量和后文提到的家庭收入变量均进行了物价指数调整。

2. 解释变量

个人参保状态。CHNS 提供了个人参加各类医疗保险的信息。我们将医保类别进行了重新归类。为便于同时比较参加职工医保和其他不同参保状态,我们以参加职工医保为参照组,生成了两个虚拟变量,包括未参保和参加其他医疗保险。

职工医保制度实施时长。我们从政策库中提取了各地市级政府发布的关于建立职工医保的政策文件,识别了职工医保实施年份,如表 7-2 所示。我们依据城市所在 CHNS 调查年份计算其实施职工医保的年份时长;如果一个城市在调查年份还未实施职工医保,则赋值为 0。考虑到职工医保实施时长对个人自付费用的影响可能并非线性,我们以职工医保未实施为参照组,生成了从职工医保实施第 1 年到第 18 年共 18 个虚拟变量。其中,在 2001 年至 2003 年间实施职工医保的 13 个城市在 2000 年 CHNS 调查中还未实施职工医保,赋值为 0;在 2015 年调查中,1998 年已经实施职工医保的三个城市赋值为 18(=2015-1998+1)。

表 7-2　CHNS 调查城市实施职工医保的时间

实施年份	城市（49 个）
1998	襄阳市、荆州市、咸宁市
1999	双鸭山市、绥化市、威海市、安阳市、许昌市、十堰市、岳阳市、益阳市、梧州市
2000	大连市、抚顺市、本溪市、营口市、哈尔滨市、佳木斯市、南通市、淮安市、扬州市、泰州市、宿迁市、潍坊市、济宁市、聊城市、郑州市、开封市、鹤壁市、信阳市、黄冈市、长沙市、郴州市、怀化市、娄底市、玉林市
2001	沈阳市、朝阳市、苏州市、泰安市、天门市、南宁市、崇左市、贵阳市、毕节市
2002	黔东南苗族侗族自治州、黔南布依族苗族自治州
2003	济南市、铜仁市

来源：作者自建的医疗政策文本库。

　　职工医保改革导向。我们构建两个变量分别测量职工医保扩容型改革和约束型改革，前者反映了提高医保待遇水平的政策意图，后者反映了控制医保基金支出的政策意图。我们分两步完成对两个变量的文本挖掘测量。第一步，分别识别体现两种改革导向的关键词。我们结合表 7-1 的分类，对提取的 TF-IDF 关键词进行人工归类。第二步，分别计算两种改革导向关键词的年度累计词频。政策的形成是一个累积和渐进的过程，先期出台的政策对后期的微观个体具有长期影响。因此，我们分别对两种改革导向涉及的所有关键词的年度累计词频进行加总，每个调查年份的关键词词频包含前面所有自然年份的词频。

　　3. 控制变量

　　我们首先控制了医疗服务和医药两个领域政策的影响。我们采用开放式编码将政策关键词归类到表7-1的相关领域,分别计算了各地市两个领域所有关键词的年度累计词频,生成了*医疗服务扩容型改革、医疗服务约束型改革、药品政策扩容型改革、药品政策约束型改革*等四个政策变量。此外,我们还将测量个体健康状况和人口学状况的相关变量纳入了统计模型,包括病痛严重程度、病痛影响天数、年龄、教育年限、工作参与、家庭规模和家庭人均收入。所有变量的测量方法详见表7-3。

表7-3　变量测量方法

变量名	测 量 方 法
个人自付医疗费用	个人在过去四周发生的就诊、住院、自我医疗以及保健服务自付费用总和的对数值
个人参保状态	以参加职工医保为参照组,包括未参保和参加其他医保(新农合、城镇居民医保等)两个虚拟变量
职工医保实施时长	城市实施职工医保的时长;以调查年份未实施职工医保的城市为参照组,生成18个虚拟变量
职工医保扩容型改革	体现提高医保待遇的关键词年度累计词频
职工医保约束型改革	体现控制医保基金支出的关键词年度累计词频
医疗服务扩容型改革	体现加大医疗资源投入的关键词年度累计词频
医疗服务约束型改革	体现控制医疗费用增长的关键词年度累计词频
药品政策扩容型改革	体现扩大药品供给的关键词年度累计词频
药品政策约束型改革	体现控制药品价格的关键词年度累计词频
病痛严重程度	个人过去四周所患疾病的严重程度;0=未患病,1=不太严重,2=比较严重,3=非常严重
病痛影响天数	个人在过去四周因病痛不能正常活动的天数
年龄	个人年龄

变 量 名	测 量 方 法
教育年限	个人接受学校教育的时长
工作参与	个人目前是否有工作
家庭规模	家庭成员数量
家庭人均收入	家庭去年总收入除以家庭成员数并取对数

(三) 模型设定

我们构建一系列回归模型检验不同政策测量方式下职工医保对医疗费用的影响。首先,我们使用固定效应模型(Fixed Effects Model)检验个人参保状态对自付费用的影响,回归方程如下:

$$\ln(oop_{ijt}) = \beta_0 + \beta_1 ins\_status_{ijt} + \lambda C_{jt} + \delta X_{ijt} + Y_t + I_i + \varepsilon_{jit} \quad (1)$$

其中,oop_{ijt} 为城市 j 的受访者 i 在年份 t 的自付医疗费用,C_{jt} 为四个分别反映城市层面医疗服务及医药扩容型和约束型改革的控制变量,X_{ijt} 为一组个体控制变量,Y_t 和 I_i 分别控制年份和个体固定效应,ε_{jit} 为误差项。ins_status_{ijt} 为两个参保虚拟变量,β_1 表示个体参保的回归系数。

需要注意的是,个体参保和自付费用之间可能存在内生性问题,即有发生高水平医疗费用风险的人更愿意参保。我们进一步采用工具变量法(Instrumental Variable,简称 IV)解决这个问题。我们设计了一组工具变量——城市医保覆盖率,具体包括职工医保、城镇居民医保、新农合和其他类型医保的覆盖率。城市医保覆盖率的计算方法如下:(1)职工医保覆盖率:一个城市参加职工医保的总人数除以该城市专业型或管理型人员、退休人员、技术和非技术工人、服务行业人员的总人数；(2)城镇居民医保覆盖率：一个城市参加居民医保的总人数除以该城市城镇地区未参加职工医保的总人数；(3)新农合覆盖率：一个城市参加新农合的总人数除以该城市农村地区总人数；(4)其他类型医保覆盖率：一个城市参加其他类型医保的总人数除以该城市总人数。我们用这四个变量作为两类参保状态的工具变量，建立两阶段最小二乘法模型，降低参保状态与自付费用之间的内生性。

其次，我们考察职工医保政策实施状态对自付费用的影响。基于政策实施时间的评估研究常采用实验设计思路，对比实验组和控制组在政策实施前后的结果变化，使用双重差分法(Difference-In-Differences，简称 DID)推导出政策实施(实验组虚拟变量 * 后测虚拟变量)的效应。在具有多个观测时点的 DID 研究中，由于在观测初期所有地区往往都没有推行某政策，在观测后期则全部推行了该政策，因而政策干预变量为一组在某观测时点是否实施该政策的虚拟变量。我们据此构建一个多期 DID 模型：

$$ln(oop_{ijt}) = \beta_0 + \sum_{T=1}^{18}\beta_T UEBMI_{jt}^T + \beta_{19} ins\_nonUEBMI_{ijt} +$$

$$\sum_{T=1}^{18}\pi_T UEBMI_{jt}^T * ins\_nonUEBMI_{ijt} + \lambda C_{jt} +$$

$$\delta X_{ijt} + Y_t + I_i + \varepsilon_{ijt} \quad (2)$$

其中，$\sum_{T=1}^{18}UEBMI_{jt}^T$ 为一组反映职工医保实施时长的虚拟变量，表示城市 j 在年份 t 是否处于职工医保实施第 T 年。$ins\_nonUEBMI_{ijt}$ 是对方程(1)中 ins_status_{ijt} 的重新编码，0 表示职工医保参加者，1 表示非职工医保者(未参保＋参加其他医保)。$\sum_{T=1}^{18}UEBMI_{jt}^T *$

$ins\_nonUEBMI_{ijt}$ 是职工医保实施时长和非职工医保的交互项。β_T 表示相较于未实施职工医保，职工医保实施第 T 年时对职工医保参加者自付费用的累积效应。$\beta_T + \pi_T$ 表示职工医保实施时长对非职工医保者自付费用的外溢效应。

需要注意的是，DID 方法进行因果推论的内在效度部分取决于实验组和控制组在政策实施前存在平行趋势。本研究中，我们需要证明各城市在医保制度实施前的时间变化对个人自付费用没有显著影响。为此，我们使用 CHNS1989 年至 2004 年的六期数据，以职工医保实施前一年的城市（取值为－1）为参照组，生成了 15 个表示各地职工医保实施前年份时长的虚拟变量，分别标记为 T＝－15 至 T＝－1 不等。例如，2003 年实施职工医保的两个城市在 1989 年标记为－15（＝1989－2003－1）。我们将方程(2)中 $UEBMI_{jt}^T$ 替换为这 15 个虚拟变量，进行平行趋势假定检验。结果显示，职工医保实施前的年份变化与自付费用对数值之间不存在显著关系，说明本研究使用的 DID 方法满足平行趋势假定，也反映各城市实施职工医保的时间不因个人自付费用的平均差别而不同。

再次，我们利用固定效应模型检验职工医保两种改革导向对自付费用的影响。回归方程如下：

$$\ln(oop_{ijt}) = \beta_0 + \beta_1 expansion_{jt} + \beta_2 expansion_{jt}^2 + \beta_3 constraint_{jt} +$$
$$\beta_4 ins\_nonUEBMI_{ijt} + \pi_1 expansion_{jt} * ins\_nonUEBMI_{ijt} +$$
$$\pi_2 expansion_{jt}^2 * ins\_nonUEBMI_{ijt} + \pi_3 constraint_{jt}$$
$$* ins\_nonUEBMI_{ijt} + \lambda C_{jt} + \delta X_{ijt} + Y_t + I_i + \varepsilon_{ijt} \quad (3)$$

其中，$expansion_{jt}$ 为城市 j 在年份 t 职工医保扩容型改革累计词频；根据假设 H3a 和 H3c，我们将 $expansion_{jt}$ 平方项也纳入到模型中。$constraint_{jt}$ 为城市 j 在年份 t 职工医保约束型改革累计词频。

我们将这三个政策变量分别和 $ins\_nonUEBMI_{ijt}$ 相乘,生成三个交互项。β_1 和 β_2 共同反映职工医保扩容型改革对职工医保参加者自付费用的非线性累积效应,β_3 表示职工医保约束型改革相应的累积效应。$\beta_1 + \pi_1$ 和 $\beta_2 + \pi_2$ 共同反映职工医保扩容型改革对非职工医保者自付费用的非线性外溢效应,$\beta_3 + \pi_3$ 表示职工医保约束型改革相应的外溢效应。

五、研究发现

(一) 描述性分析

表 7-4 展示了所有变量的描述性统计结果。其中,个人自付医疗费用对数平均值为 0.584。参加职工医保、未参保和参加其他医保的观测值分别占 9.1%、41.1% 和 49.8%。职工医保实施平均时长为 8.684 年。职工医保扩容型和约束型改革平均年度累计词频分别为 30.5 次和 7 次。

表 7-4　变量的描述性统计

变量名	样本量	均值	标准差
个人自付医疗费用对数	95005	0.584	2.003
参保状况			
职工医保	64378	0.091	0.287
未参保	64378	0.411	0.492
其他医保	64378	0.498	0.500
职工医保实施时长(年)	97519	8.684	4.957
职工医保扩容型改革(百)	95436	0.305	0.486

变量名	样本量	均值	标准差
职工医保约束型改革(百)	95436	0.070	0.118
医疗服务扩容型改革(百)	95436	0.070	0.162
医疗服务约束型改革(百)	95436	0.159	0.311
药品政策扩容型改革(百)	95436	0.007	0.020
药品政策约束型改革(百)	95436	0.084	0.200
病痛严重程度	97519	0.188	0.574
病痛影响天数(天)	97519	0.268	2.248
年龄(年)	97498	38.441	20.024
教育年限(年)	62000	7.170	4.089
工作参与	97519	0.337	0.473
家庭规模(人)	95730	3.924	1.719
家庭人均收入对数	95730	8.558	1.638

注：括号内为变量取值单位。

图7-1显示了职工医保制度改革导向的历时变化及地区差异。2009年新医改开始前，职工医保扩容型改革和约束型改革词频均呈缓慢增长趋势，扩容型改革词频略高于约束型改革词频。新医改开始后，两类词频都开始快速增长；相比之下，扩容型改革词频增长更为迅猛，平均累计词频在2018年达到155.3次，而同年约束型改革平均累计词频仅为65.5次，不及扩容型改革的一半。可见，在新医改最初十年，职工医保的政策意图更多在于提升医保待遇，其力度高于控制医保基金支出的力度。此外，图7-1还显示所有城市的累计词频从低到高进行排列后的分位数值。以2018年为例，扩容型词频75%分位的数值为210次，而25%分位数值仅为40次；约束型词频

两个分位的数值分别为 94 次和 8 次。这说明各地职工医保政策力度具有极大差异。

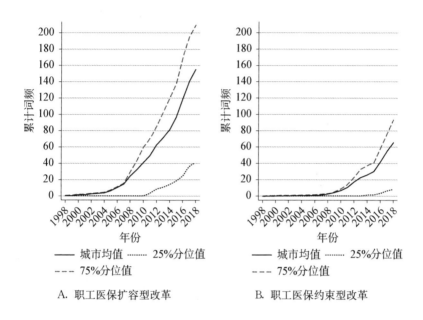

A. 职工医保扩容型改革   B. 职工医保约束型改革

图 7-1 职工医保政策导向历时变化

注:该图汇总了所有地级市的关键词累计词频。

(二) 个体参保状态对自付费用的影响

表 7-5 展示了个体参保状态与自付费用之间关系的回归系数。模型 1 采用固定效应模型,结果显示,与未参保或参加其他医保相比,参加职工医保均会发生更多的自付费用,但均未通过显著性检验。模型 2 采用工具变量法,结果显示,模型不存在弱工具变量问题 ($F=466.292$),且工具变量具有外生性 ($p=0.520$);在控制内生性问题后,相比于未参保或参加其他医保,参加职工医保对自付费用依然没有显著影响。

表7-5 个体参保状态对自付费用的影响

变量名	政策微观测量评估	
	模型1(FE)	模型2(IV)
参保类型		
职工医保	参照组	参照组
未参保	−0.028	−0.168
其他医保	−0.020	−0.098
医疗服务扩容型改革	0.325**	0.332**
医疗服务约束型改革	−0.049	−0.045
药品政策扩容型改革	0.862	0.786
药品政策约束型改革	−0.075	−0.078
病痛严重程度	2.613***	2.612***
病痛影响天数	0.017	0.017
年龄	0.014	0.012
教育年限	−0.016***	−0.016***
工作参与	−0.018	−0.021
家庭规模	−0.006	−0.006
家庭人均收入	0.015*	0.014*
年份固定效应	控制	控制
个人固定效应	控制	控制
弱工具变量检验		$F = 466.292$
过度识别检验		$p = 0.520$
观测值	57674	50767
R^2	0.498	0.498

注:FE=Fixed Effects Model；IV=Instrumental Variable Model；弱工具变量检验汇报两阶段最小二乘法中第一阶段的 Wald-F 统计值,若 F 大于 10,则认为不存在弱工具变量问题,即工具变量可以显著扰动内生变量的变化;过度识别检验汇报 Hansen's J 统计量的显著性水平,原假设为工具变量具有外生性,和随机扰动项不相关。$^* p < 0.05, ^{**} p < 0.01, ^{***} p < 0.001$

(三)职工医保实施时长对自付费用的影响

表7-6展示了职工医保实施时长的回归系数。模型3未加入非职工医保交互项。结果显示,与未实施时相比,职工医保实施后个人平均自付费用每年都有显著提升;且回归系数逐年增加,从第一年的0.219增加到第18年的2.615。模型4加入了非职工医保交互项,可以看出,从制度实施第五年开始,职工医保群体的自付费用逐年显著增长。图7-2(A)直观地展示了职工医保的累积效应,随着实施时长的增加,职工医保对其参加者自付费用的提升作用越来越大。图7-2(B)展示了职工医保的外溢效应。职工医保实施显著刺激了非职工医保群体自付费用的增长;医保实施时间越长,非职工医保群体自付费用的增长量越大。

表7-6 职工医保制度实施时长对个人自付费用的影响

变量名	政策简化测量评估	
	模型3	模型4
职工医保实施时长		
未实施	参照组	参照组
第1年	0.219*	0.969
第2年	0.408**	−0.434
第3年	0.518**	0.560
第4年	0.634**	0.778
第5年	0.848**	1.032*
第6年	0.960**	0.914*
第7年	1.214**	1.082*
第8年	1.294**	1.023*

变量名	政策简化测量评估	
	模型 3	模型 4
第 9 年	1.424**	1.229*
第 10 年	1.542**	1.528**
第 11 年	1.735**	1.588**
第 12 年	1.923**	1.804**
第 13 年	2.077**	2.014**
第 14 年	1.989**	1.879*
第 15 年	2.186**	1.892*
第 16 年	2.286**	2.201**
第 17 年	2.474**	2.611**
第 18 年	2.615**	2.439**
非职工医保	−0.017	−0.118
职工医保实施时长 * 非职工医保		参见图 7-2(B)
医疗服务扩容型改革	0.328**	0.335**
医疗服务约束型改革	−0.014	−0.023
药品政策扩容型改革	0.640	0.561
药品政策约束型改革	−0.067	−0.058
病痛严重程度	2.611***	2.611***
病痛影响天数	0.017	0.017
年龄	0.009	0.010
教育年限	−0.016***	−0.016***
工作参与	−0.022	−0.022
家庭规模	−0.007	−0.007
家庭人均收入	0.015*	0.015*

续 表

变量名	政策简化测量评估	
	模型 3	模型 4
年份固定效应	控制	控制
个人固定效应	控制	控制
观测值	57674	57674
R^2	0.519	0.518

注:非职工医保为虚拟变量(0=职工医保参加者,1=未参保者+其他医保参加者)。职工医保实施时长和非职工医保有 18 个交互项,因表格较长,只在图 7 - 2(B)展示了职工医保实施时长回归系数和这些交互项系数加总后的变化趋势。$^* p < 0.05$,$^{**} p < 0.01$,$^{***} p < 0.001$

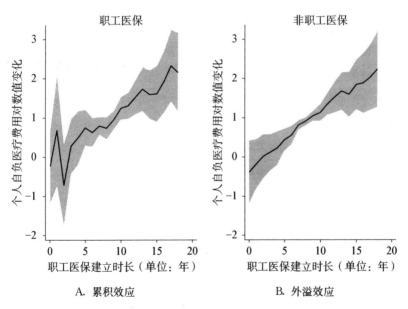

A. 累积效应　　　　　　　　B. 外溢效应

图 7 - 2　职工医保实施时长的累积效应和外溢效应

注:阴影部分表示职工医保实施时长边际效应的 95% 置信区间

（四）职工医保改革导向对自付费用的影响

职工医保改革导向的回归系数如表 7-7 所示。模型 5 未加入非职工医保交互项，结果显示，职工医保扩容型改革累计词频每增加 100 个，个人平均自付费用对数值下降 0.2；然而，词频平方项系数也显著，表明扩容型改革与自付费用之间并非线性关系。职工医保约束型改革对个人自付费用没有产生显著影响。

表 7-7　职工医保改革导向对个人自付费用的影响

变量名	政策文本挖掘测量评估	
	模型 5	模型 6
职工医保扩容型改革	−0.200*	−0.415*
职工医保扩容型改革平方项	0.067*	0.066
职工医保约束型改革	0.229	1.085*
非职工医保	−0.017	−0.022
职工医保扩容型改革 * 非职工医保		0.238
职工医保扩容型改革平方项 * 非职工医保		0.006
职工医保约束型改革 * 非职工医保		−0.984*
医疗服务扩容型改革	0.251*	0.256*
医疗服务约束型改革	−0.070	−0.071
药品政策扩容型改革	0.747	0.726
药品政策约束型改革	−0.007	0.001
病痛严重程度	2.613***	2.613***
病痛影响天数	0.017	0.017
年龄	0.016	0.016
教育年限	−0.016***	−0.016***

续　表

变量名	政策文本挖掘测量评估	
	模型 5	模型 6
工作参与	−0.019	−0.020
家庭规模	−0.006	−0.006
家庭人均收入	0.015*	0.015*
年份固定效应	控制	控制
个人固定效应	控制	控制
观测值	57674	57674
R^2	0.509	0.511

注：$^*p < 0.05$，$^{**}p < 0.01$，$^{***}p < 0.001$

模型 6 加入了非职工医保交互项。结果显示，职工医保扩容型改革显著降低职工医保群体的自付费用。图 7-3(A)显示了这种累积效应的变化，当扩容型改革累计词频较少时，政策增量显著降低职工医保群体的自付费用；然而，扩容型政策累积到一定程度时，开始出现边际效应递减趋势。此外，职工医保约束型改革显著增加了职工医保群体的自付费用，这与假设 H3b 刚好相反。可能的原因是医保约束型改革初期措施较粗放，不但未达到政策目标，反而诱使供方采取一系列成本转嫁措施，导致参保者负担大量额外费用。具体而言，医改初期强调资源投入，而医保第三方购买功能迟迟未得到完善。虽然各地在 2012 年后普遍引入总额预付制，但这种付费方式较为粗放，易造成医院通过推诿病人、转嫁医疗成本等手段应对医保约束（刘军强、刘凯、曾益，2015）。

表 7-8 展示了职工医保改革导向的外溢效应。结果显示，职工医保扩容型改革对非职工医保群体的自付费用存在"先降后升"式的显著影响，即图 7-3(B)所示的 U 型关系——医保扩容型改革力度

较小时，政策增量会显著降低非职工医保群体的自付费用；当扩容型政策累计到一定程度时，政策增量反而导致自付费用的上涨。此外，医保约束型改革对非职工医保群体的自付费用没有显著影响。

表7-8 职工医保改革导向的交互作用

变量名	职工医保	非职工医保
职工医保扩容型改革	−0.415*	−0.177*
职工医保扩容型改革平方项	0.066	0.072*
职工医保约束型改革	1.085*	0.100

注：我们根据模型6中医保改革导向变量和交互项的回归系数，采用线性合并法（Linear Combination）计算医保改革导向对非职工医保者自付费用的回归系数及其显著性。* $p < 0.05$，** $p < 0.01$，*** $p < 0.001$。

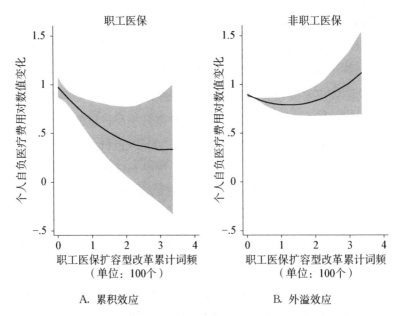

A. 累积效应　　　　　　　B. 外溢效应

图7-3 职工医保扩容型改革的累积效应和外溢效应

注：阴影部分表示职工医保扩容型改革边际效应的95%置信区间。

六、结论与讨论

本研究以职工医保为例，对比了三种政策测量方式导致的政策评估效果差异。研究结果显示迥异的政策效应图景：第一，若对政策进行微观测量，参加职工医保没有显著改变自付医疗费用。第二，若对政策进行简化测量，职工医保实施显著提升了职工医保参加者的自付费用，该效应随着制度实施时长增加而不断累积，还对非职工医保群体自付费用的增长具有显著的外溢效应。第三，若对政策进行文本挖掘测量，职工医保扩容型改革显著降低了职工医保参加者的自付费用，但该效应随着政策力度增强而不断减弱；对非职工医保群体的自付费用具有 U 型外溢效应——政策力度较小时，扩容型改革降低自付费用；随着政策力度不断加大，反而刺激自付费用增长。

这表明政策评估的结果与政策测量方式密切相关。在不同的方法论下，政策的属性极为不同。首先，行为主义方法论将分析层次仅仅放在行动者一方，无法真正测量政策本身；在政策评估中，表现为个体政策参与效应不等于政策本身的效应。其次，制度主义方法论认为集体现象不能还原为个体行为的集合。在政策评估中，通过对政策是否实施进行简化测量来评估政策效应，一定程度上体现了制度主义方法论。然而，政策具有复杂性，各地因地制宜发展出具有较强个性的政策模式；仅对政策进行简化测量难以体现地方政策的异质性。对地区差异化政策的文本挖掘分析可作为打开政策黑箱的一种方式。

此外，不同的政策评估模式在揭示政策塑造行为的机制方面也有区别。一方面，基于制度主义方法论的两种测量方法可以检验政策效应的时间累积性和群体外溢性。基于测量个体政策参与状态的评估研究难以反映这些政策效应。另一方面，政策文本挖掘测量可以分解同一政策中不同导向和阶段的政策意图，进而分别评估不同要素对个体行为的作用，而政策微观和简化测量难以分解这些复杂要素。

本研究的贡献在于通过对比不同方法论下政策测量方法的差异，勾勒出一个综合的政策评估方法论框架；通过匹配宏观政策数据与微观个体数据，比较不同政策测量方法导致的评估结果差异，揭示了传统评估模式的不足以及改进的方向。此外，本研究结合文本挖掘进行政策综合测量，为大数据在政策分析中的应用提供了一个探索性场景。

本研究还存在一些不足。第一，囿于政府网站上公开政策有限，即便我们结合额外的政策源进行补充，仍可能没有完整覆盖各地出台的所有医疗政策。第二，对政策导向的文本挖掘测量还有待完善，目前仅通过政策关键词测量政策意图，用词频反映政策强度，存在一定的测量误差；我们亦未识别失效和废止的政策，这对测量质量也有一定影响。未来可采用更为精准的技术（如有监督的机器学习等）挖掘政策意图。第三，仅对政策文本进行挖掘测量，没有分解实际的政策执行，因而识别的政策作用机制有待进一步论证。在地方差异化政策现状下，未来可以利用文本挖掘技术，精准分析各地政策细节，更好地将宏观视角和微观视角、制度与行动者勾连起来，推动政策评估科学化。

## 第八章

医保支付方式改革对医疗费用的影响

一、问题的提出

近年来,世界各国医疗费用的增长普遍持续快于国民收入增长,引发各国对于医疗服务可负担性和可及性的担忧。一方面,受到通货膨胀、技术进步、人口老龄化、社会风险增加和医保覆盖率提高等因素的影响,医疗费用持续增长(刘军强、刘凯、曾毅,2015);另一方面,医保的按服务项目付费方式(Fee for Service)因而导致了医疗费用的快速增长(Enthoven, 1980,1988)。为了控制医疗成本,多国开始重新设计医保支付体系,将医保支付由后付制转为预付制,引入了多种支付方式,如总额预付(Global Budget)、按床日付费(Per Diem)、按人头付费(Capitation)和按疾病诊断相关分组付费(Diagnosis-Related Groups,简称 DRG)等。预付制支付方式的引入有助于抑制患者医疗费用过快增长,提高医疗机构资源利用效率和服务质量,并促进医疗卫生服务整合。

为了解决看病难和看病贵的社会问题,中国政府也进行了大量探索和努力，其中在卫生筹资领域一项重要的改革措施就是实施以成本约束为导向的政策，主要体现为支付方式改革（Liu et al.，2023）。我国的支付方式改革具有鲜明的公共政策导向，表现为无论是中央政府还是地方政府，均出台了大量支付方式改革的政策文件。这主要源于我国医疗服务提供者和医疗保险的双重公立性质。一方面，公立医院在我国的医疗服务市场中占有垄断性地位。与众多其他国家私立医疗机构发达、医疗市场高度竞争的情况不同，我国80％的医疗服务由公立医院提供。公立医院的运作模式、盈利模式和监管机制均受到政府政策高度影响。另一方面，我国主要实行公立保险，分别建立了城镇职工基本医疗保险、新型农村合作医疗和城镇居民基本医疗保险；三大公立保险在2016年覆盖了96％的人口。建立公立医疗保险的宗旨是本着分离医疗服务购买与提供环节的原则，即政府通过建立医疗服务购买者——医疗保险行政和经办机构，使其代表参保者和政府行使购买医疗服务的公共职能。在这种背景下，政府通过开展支付方式改革，力图形成医疗服务提供者和医疗保险之间的公共契约关系（顾昕，2022）。这种公共契约关系类似英国NHS系统于1991年开展的内部市场改革——通过推动公立购买者与公立提供者之间订立公共契约，使市场机制逐步取代行政机制，并在医疗系统治理上发挥重要作用。因此，支付方式的选择看似是一个技术问题，实则是我国政府重要的公共政策议程；各级政府对支付方式改革的政策导向、重视程度和投入力度，都会极大影响支付方式改革的效果。

我国支付方式改革的公共政策属性影响了对各类支付方式实际效果的评估。这是因为我国的医疗卫生体制具有分级治理的特征，各地具体政策差异巨大（Liu et al.，2022b）。在推行一项政策的过程中，中央政府往往只出台指导意见，而将具体的政策推行和落实交由地方政府。各地政府在推行同一项中央政策时，会根据本地经济社会情况,制定出差异化的政策细节和内容。在医保支付方式改革方面,各地不同的政策措施将相关政策评估复杂化。

本研究旨在评估我国不同地方政府推行的多种预付制支付方式的政策效果。本研究利用大数据技术,建立了一套覆盖我国地市级政府的医疗政策数据库,用以测量地方政府推行多种支付方式改革的政策力度;通过和微观调查数据库的合并,评估多种支付方式政策力度对微观个体医疗费用的影响及其协同效应。这项研究的开展有利于增进对各种预付制支付方式在实际推行中的复杂政策效应的认识,从公共政策的角度为推进预付制改革,进而解决看病难和看病贵问题提供政策建议。

二、文献综述

(一) 预付制支付方式发展历史及效果评估

医保支付方式改革属于医保约束型改革的核心内容。20 世纪 70—90 年代,随着部分国家完成医保全民覆盖,医疗费用开始快速上涨。这些国家开始采取总额预付方式控制费用增长,通行的做法是对一个地区的医保支付上限确定总额,也有对单个医院设定支出上限的做法。这种做法简单明了,但也失之粗糙,很容易导致医院推诿病人尤其是重症病人,以降低服务数量和质量为代价降低成本,进一步导致患者满意度下降。以往研究发现总额预付会增加医疗总支出、自付医疗支出(Cheng et al., 2009)和药品支出(Chou, 2018),并延长住院时间(Cheng et al., 2009)。

随着总额预付带来的负面效应逐渐显现,欧美国家开始转向更多元的支付方式,以控制非必要医疗服务的提供。这些措施包括对全科医生或门诊服务实行按人头付费,对住院服务实施按床日付费和 DRG 等。已有研究发现越南的按人头付费改革能够显著减少医疗总支出(Nguyen et al., 2017)。按床日付费的改革效果在不同国家各不相同。有学者研究表明韩国的按床日付费同时减少了医疗支出和住院时长(Shin et al., 2017),但加拿大的一项研究发现按床日付费增加了住院时长(Échevin et al., 2014)。美国的一项研究认为按床日付费改革后住院时长基本保持稳定,但康复和治疗的时间会有所增加(Grabowski et al., 2011)。

各类预付制中,DRG 尤其被政策制定者关注。DRG 起源于美国。1983 年,美国国会立法,将基于病种的预付费制度(DRG-PPS)应用于老年医疗保险制度(Medicare)。随后,DRG 陆续被部分欧洲、澳洲和亚洲国家引进,应用于这些国家的医疗服务管理中。其中,英国的病例组合改革开始于 1986 年,经过细致研究,形成了卫生保健资源分类法(Health-care Resource Groups)。澳大利亚于 1988 年引入了 DRG 系统,并在 1991 年成立了澳大利亚病例组合临床委员会(Australian Casemix Clinical Committee),统筹病例组合方案的研究。德国从 2003 年起推行自愿加入试点的 DRG 制度,并在 2004 年全面实施。韩国于 1997 年推出 DRG 试点项目,并在 2003 年正式实施(Boynton et al., 2012)。日本的一项研究发现 DRG 改革有利于减少医疗总支出,降低住院时长,但会提高再住院率(Hamada et al., 2012)。我国台湾地区的一项研究表明 DRG 可以降低住院时长,对再住院率没有显著影响(Cheng et al., 2012)。

(二) 中国支付方式改革及效果评估

自上世纪末以来,我国开始推进基本医疗保险支付方式改革。1994 年,江苏省镇江市和江西省九江市率先开展了城镇职工医保试点,并在此基础上探索医疗支付方式改革。2004 年,卫生部出台了

《关于开展按病种收费管理试点工作的通知》。2011 年,人社部在
《关于进一步推进医疗保险付费方式改革的意见》中明确了具体的医
保支付方式改革路线:"结合基金收支预算管理加强总额控制,探索
总额预付。在此基础上,结合门诊统筹的开展探索按人头付费,结合
住院门诊大病的保障探索按病种付费。"2012 年,人社部、财政部和
卫生部颁布了《关于开展基本医疗保险付费总额控制的意见》,积极
推动总额预付支付方式改革,要求两年内覆盖所有统筹区域的医保
定点医疗机构。然而,随着改革的深入,总额预付作为主导型支付方
式的弊端显现出来,表现为控费方式过于粗放、容易造成供方转嫁医
疗成本等问题(Gao et al., 2014;胡大洋等,2011;杨炯、李劲松,
2013)。为了解决这些问题,按病种付费改革工作开始深入推进,逐
步取代总额预付。2017 年,国务院在《关于进一步深化基本医疗保
险支付方式改革的指导意见》中提出"全面推行以按病种付费为主的
多元复合式医保支付方式,并开展按疾病诊断相关分组付费试点,完
善按人头付费、按床日付费等支付方式"。截至 2018 年,已有 26 个
省级行政区发布了 DRG 改革相关的政策文件(彭颖等,2018)。2018
年国家医保局成立之后,DRG 成为医保支付方式改革中的重点,力
图实现更加精细化的费用控制(Jian et al., 2015; Wang et al.,
2017;彭颖等,2018;王沛陵等,2018)。

目前,一些学者已对我国总额预付、按床日付费、按人头付费和
DRG 的效果展开了研究。第一,有研究发现总额预付的实施增加了
医疗总支出和自付医疗支出(He et al., 2017)。但也有研究发现总
额预付控制了费用增长,例如杨炯等人(2013)通过对上海 10 家三级
综合医院的调查,发现实施总额预付制后,医保费用增长趋势总体放
缓,门急诊次均费用明显下降。第二,有研究发现按床日付费的实施
没有显著提高住院时长,但增加了日均医疗支出(Jian et al., 2009)。

第三,有研究发现按人头付费显著减少医疗总支出（Yip et al.,2014；Wang et al.,2017）,降低患者费用自付比例,并提高患者就诊效率和所享受的服务质量（宫芳芳等,2017；王薇等,2018）。另有研究发现按人头付费虽然可以降低患者的个人自付住院费用,但对住院总费用没有显著作用（Gao et al.,2014）。第四,有研究发现 DRG 改革有利于减少医疗总支出和自付医疗费用（周瑞等,2013；王沛陵等,2018；Jian et al.,2015）,但也有研究认为上海的 DRG 试点没有显著减少患者的住院费用（Zhang,2010）。

(三) 文献评述

尽管以上研究极大程度丰富了学界对支付方式改革效果的认知,但仍有较大改进空间。

第一,以往对于支付方式改革的政策评估研究多集中于单个城市或地区,鲜有研究开展全国层面的实证检验,这主要是由于目前尚缺乏一套全国层面的支付方式改革政策数据库。本研究将结合自建的政策数据库进行不同医保支付方式改革的政策评估。通过文本分析等大数据技术,本研究能够解决以往研究中存在的地区代表性不足问题。

第二,现有研究大多是对单一支付方式效果的评估,很少对地方多元支付方式的组合效果开展评估研究。在支付方式的实际运作中,单一的支付方式可能无法有效提高所有类型医疗服务的提供效率并降低医疗费用,因此地方实际的政策选择往往是多元支付方式的组合,针对不同类型的医疗服务采用不同的支付方式。理想情况下,各类支付方式各司其职,互不影响,这样才能实现每种支付方式的最优预期效果。然而现实情况下,不同的支付方式面对的终端是同一个医疗服务提供者,医生对提供医疗服务的类型和数量具有决定权,这使得各类支付方式组合使用时可能产生相互影响的情况。例如,如果一个地方的住院服务采用总额预付制,门诊采用按服务项目付费,医疗服务提供者受限于住院医保资金限制,可能会将部分住院服务转变成门诊服务。因而,当各类支付方式同时实施时,可能会对医疗费用产生复杂的交互影响,这使得单纯估计一种支付方式效果的研究往往不符合地方政策实际。在本研究中,我们运用文本分析方法,识别了多种预付制方式,既可以在控制其他支付方式的情况下,探究某一支付方式的单独影响,也可以探究多种支付方式的推行对控制医疗费用的联合效果。

第三,现有研究多以医院或者地区为分析单位,分析支付方式改革对当地所有患者平均医疗费用的影响。但在改革进程中,不同医保类型的支付方式存在差异,所带来的降费效果也不尽相同。胡大洋等人(2011)比较了江苏省职工医保、居民医保与新农合支付方式的改革成效,探究了医保支付方式改革的异质性问题,但该研究仅采用描述性分析,没有开展针对医保支付方式改革效果的因果推论。本研究通过文本分析识别出各类支付方式政策所针对的具体医保类型,并结合微观数据库,全面分析了医保支付方式改革对不同参保类型人群的差异化影响。

第四,现有研究将各地的支付方式改革措施视同,通过比较实施和未实施改革的地方,评估政策效果,忽视了支付方式政策力度的地区差异。医保支付方式政策具有地区差异。例如,同样是推行DRG改革,经济发达的地方因其雄厚的财力和发达的信息工具,可能会在公立医院快速推开;而经济欠发达的地方受限于地方财力和基础设施落后的现状,可能会以试点医院的形式推进,或以相对缓慢的速度推进。因此,识别同一项政策的地区差异尤为重要。本研究通过大数据技术收集了各地的医疗政策文本,通过文本分析构建了反映各地推行支付方式改革力度的政策变量，提供了更加精准的政策评估结果。

三、研究方法

（一）数据来源

为了收集全国地市层面医保支付方式改革的政策信息，本研究建立了一套覆盖 333 个地市的医疗政策数据库。本研究采用网络爬虫技术，爬取了各地市官方网站的医疗政策文本，涉及人民政府、医保部门、卫生部门、人社部门、食品药监部门等相关部门。由于部分地区尚未建立职能部门网站，本研究通过人工搜索的方式对政策数据库进行了补充。人工搜索主要依托两个专业政策库——北大法宝（pkulaw. cn）和中国知网（cnki. net）。

在医疗政策数据库的基础上，本研究对医疗政策文本开展有监督的机器学习，通过三个环节提取反映各地医保支付方式改革的政策语句。第一环节，开展人工编码，使用 NVivo 定性编码软件标注政策文件。项目组按照以下三个步骤开展编码：（1）随机抽取样本。项目组从政策数据库中随机抽取数百份政策文件，导入到 NVivo 软件中，形成人工编码库。（2）开展人工编码。项目组成员详细阅读每份政策文件，识别反映当地医保支付方式改革的语句并进行人工编码。例如，一份政策文件中包含如下语句："支持分级诊疗模式和家庭医生签约服务制度建设，依托基层医疗卫生机构推行门诊统筹按人头付费，促进基层医疗卫生机构提供优质医疗服务。各统筹地区要明确按人头付费的基本医疗服务包范围，保障医保目录内药品、基本医疗服务费用和一般诊疗费的支付。逐步从糖尿病、高血压、慢性肾功能衰竭等治疗方案标准、评估指标明确的慢性病入手，开展特殊慢性病按人头付费，鼓励医疗机构做好健康管理"。项目组从上述语句中提取如下编码:"支付方式类型＝按人头付费"。(3)形成标注样本。项目组汇总所有编码及其关联语句,形成人工标注样本。

　　第二环节,开展机器编码,在上述标注样本的基础上使用Python编程语言训练语言模型,开展机器智能标注。项目组按照以下三个步骤开展机器编码:(1)分割政策语句。对标注样本进行语句分割,将标注样本设为正例,将未标注样本设为负例,形成人工标注的训练样本。同时,将数据库中所有政策文本分割为独立的语句,将长文本变为短文本,形成待预测语料。(2)训练语言模型。项目组使用由谷歌 AI 开发的 BERT(Bidirectional Encoder Representation from Transformers)深度语言模型,并结合主动学习(Active Learning)工具,使用标注样本训练语言模型,使得语言模型具备自动标注能力,并测试模型标注的精准度。(3)进行智能标注。当标注精度达到要求之后,对待预测语料进行标注,自动判断文本中反映的政策信息,从而达到对海量政策文本的标注。

　　第三环节,汇总所有编码,生成医保支付方式改革政策变量。项目组将上述步骤中识别的相关政策语句按照不同支付方式进行汇总,并逐年在地市层面上进行加总,计算当地当年出台的所有相关政策语句的总和,并设定为政策变量。

　　此外,为了评估宏观政策对微观行为的影响,本研究采用中国家庭追踪调查(CFPS)数据库,从中选取了 2012 年至 2020 年共五个调查年份(2012、2014、2016、2018、2020)的个体层面数据,涉及个体医疗费用、健康状况、社会经济状况等方面的信息。

　　最后,本研究将宏观政策数据和微观调查数据加以匹配。本研究识别了两个数据库的地市名称,并依托年份变量将两个数据库进行匹配,形成了一套宏微观匹配数据,涵盖 139 个地市的 175322 条个体观测值。

(二) 变量设计

因变量。本研究使用 CFPS 数据库中过去一年的个人自付医疗费用作为因变量。个人自付医疗费用在 2012 年均缺失，在其余四个调查年份均有记录。

自变量。由于政策的落实和实施具有延续性，即某年之前所颁布的所有改革政策可能会对该年的医疗支出产生影响，因而我们采用政策语句的历年累积量作为自变量，包括支付改革语句累积量，以及总额预付、单病种付费、DRG、按人头付费、按床日付费的语句累积量。另外，本研究也识别了针对新农合、城镇职工医保、城镇居民医保等不同医保类型的支付方式政策语句累积量。

控制变量。本研究控制了受访者的年龄、教育水平、就业状况、健康状况、是否患有慢性病以及参加医疗保险类型等变量。控制变量和因变量的基本描述性统计结果参见表 8-1。

表 8-1　变量描述性统计

变量名称	观测数量	均值	方差	最小值	最大值
年龄	175,322	47.296	16.793	18	110
教育水平	170,893	2.535	1.268	1	5
是否工作	163,010	0.686	0.464	0	1
健康状况	174,919	3.142	1.298	1	5
慢性病	161,478	0.157	0.364	0	1
医保类型	166,935	3.879	1.772	0	6
医疗总费用	129,508	2,747.890	14,395.010	0	3,000,600
自付医疗费	105,191	1,998.334	8,514.065	0	520,000

（三）识别策略

由于医疗费用数据存在大量零值，使用线性模型可能会产生偏误。为解决这一问题，本研究使用两部法模型（Two-part Model）进行因果推论。我们首先使用 Probit 模型分析了医保支付方式改革对个人发生自付医疗支出概率的影响，接着使用线性回归模型分析了在有自付支出的人群中，医保支付方式改革对个人自付医疗支出水平的影响。

四、研究发现

（一）政策变量描述性统计

本研究首先统计了各地区在不同年份中医保支付方式改革政策语句的数量。在省份维度上，我们统计了 31 个省、自治区和直辖市的政策语句数量（每个省的语句数量是省内各地市的汇总量），并分别统计了针对新农合、职工医保、城镇居民医保和城乡居民医保（由于微观调查数据库中参加城乡居民医保的个体数量较少，本研究并未将这类个体纳入回归分析中）的政策语句数量。在地级市维度上，由于地市数量较多，我们展示了政策总量最多的 30 个地市行政区的政策语句数量。

图 8-1 展示了在省份维度上医保支付方式改革政策语句每年新增的数量。从 2000 年到 2006 年，支付方式改革政策在各地少量出现，政策力度较小。2007 年，江苏省集中出现反映医保支付方式改革的政策语句，随后山东省和广东省也开始集中出现相关政策语句。2009 年，中共中央、国务院发布《关于深化医药卫生体制改革的意见》，医保支付方式改革力度加大。2011 年至 2016 年，安徽省、江

苏省、福建省等省份的政策力度进一步加大。2017 年国务院印发
《关于进一步深化基本医疗保险支付方式改革的指导意见》，各地改
革进一步提速。截止 2022 年，支付方式改革已经在全国多个省份全
面推行。

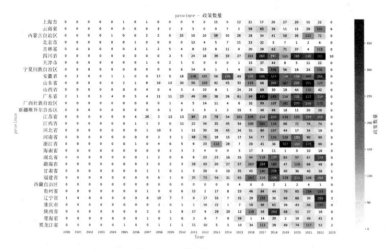

图 8-1　各省医保支付方式改革政策语句年度增量（不分医保类型）

我们进一步识别出各省支付方式改革政策中所涉及的具体医保
类型。图 8-2 展示了涉及新农合、职工医保、城镇居民医保和城乡
居民医保支付方式政策语句的数量。其中，职工医保相关政策语句
最多，而城乡居民医保自 2016 年合并后，相关政策语句也大幅增加。

图 8-3 展示了在地市级维度上医保支付方式改革政策语句每
年新增的数量，涉及语句数量最多的 30 个地级市的情况。可以看
到，莆田市、阜阳市、青岛市、合肥市等在医保支付方式改革上的推行
力度最大。总体上，医保支付方式改革政策语句经历了 2000 年到
2010 年的缓慢增长，2011 年到 2015 年的迅速增长，以及 2016 年到
2022 年的全面普及三个阶段。

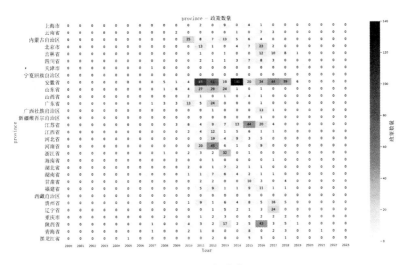

8-2-A 新农合

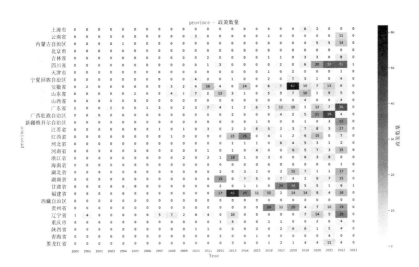

8-2-B 职工医保

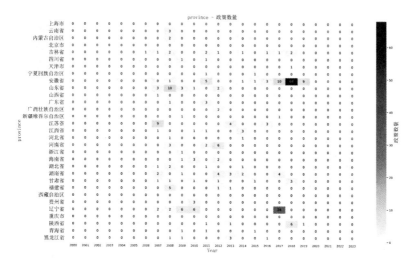

8-2-C 城镇居民医保

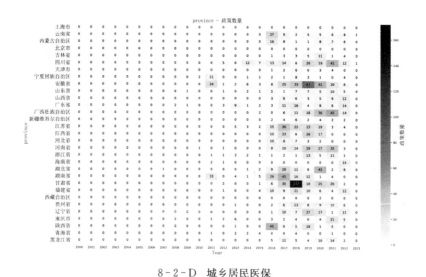

8-2-D 城乡居民医保

图8-2 各省医保支付方式改革政策语句年度增量(分医保类型)

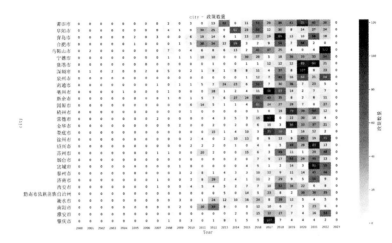

图 8 - 3　各地市医保支付方式改革政策语句年度增量(不分医保类型)

我们进一步识别出各市支付方式改革政策中所涉及的具体医保类型。图 8 - 4 展示了涉及新农合、职工医保、城镇居民医保和城乡居民医保政策语句的数量。其中，职工医保相关政策语句最多，城乡居民医保自 2016 年合并后，相关政策语句也大幅增加。

(二) 基准回归结果

表 8 - 2 展示了两部法模型下支付方式改革政策对个人自付医疗费用的影响结果。在 Probit 模型中，在不区分医保人群的情况下，支付方式改革以及其中的单病种付费和 DRG 显著降低个人发生自付医疗支出的概率。对于新农合参保人群，支付方式改革以及其中的总额预付、DRG、按人头付费显著降低个人发生自付医疗支出的概率，而单病种付费显著增加了自付医疗开支的发生概率；对于城镇职工医保和城镇居民医保参保人群，医保支付方式改革政策没有显著效果，例外是 DRG 显著增加了职工医保人群发生自付医疗开支的概率。

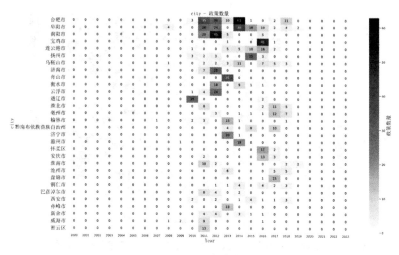

8-4-A　新农合

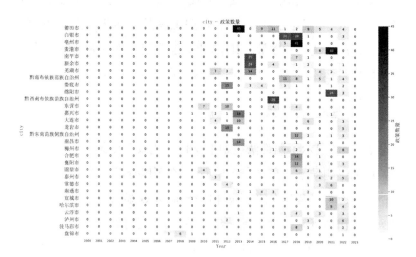

8-4-B　职工医保

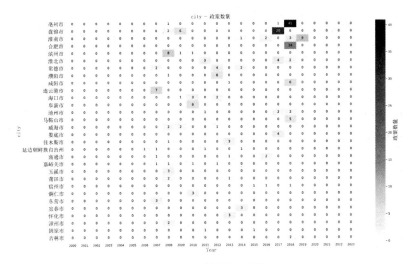

8-4-C 城镇居民医保

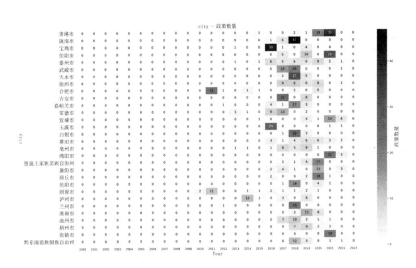

8-4-D 城乡居民医保

图8-4 各地市医保支付方式改革政策语句年度增量(分医保类型)

表 8-2　基于两部模型的回归结果

因变量:自付 医疗开支	所有人群	新农合人群	职工医保人群	城镇居民 医保人群
Panel 1 第一部分 *probit*				
医保支付方式改革	−0.001***	−0.005***	0.008	−0.042
第二部分 *reg*				
医保支付方式改革	0.000	−0.002**	−0.002	−0.056
Panel 2 第一部分 *probit*				
总额预付	0.000	−0.013***	−0.005	−0.015
单病种付费	−0.002***	0.002*	0.007	0.033
DRG	−0.003***	−0.161***	0.266**	0.000
按床日付费	0.001	0.011	−0.049	−0.173
按人头付费	0.000	−0.072***	0.013	−0.139
第二部分 *reg*				
总额预付	0.002***	−0.018***	0.016	−0.091
单病种付费	−0.001***	−0.002	−0.014	0.040
DRG	−0.003**	0.077**	−0.182**	0.000
按床日付费	−0.010***	0.010	0.127	0.126
按人头付费	0.008***	0.082***	−0.117	−0.331
控制变量	控制	控制	控制	控制
年份趋势效应	控制	控制	控制	控制

注:* $p<0.10$,** $p<0.05$,*** $p<0.01$。

　　在线性回归模型中,在不区分医保人群的情况下,单病种付费、DRG 和按床日付费显著降低了有自付支出人群的个人自付医疗费用,而总额预付和按人头付费显著增加了自付医疗费用。对于新农合参保人群,支付方式改革以及其中的总额预付显著降低了有自付支出人群的个人自付医疗费用,但 DRG 和按人头付费显著增加了自付医疗费用;对于城镇职工医保参保人群,DRG 显著降低了有自付支出人群的个人自付医疗费用;对于城镇居民医保参保人群,医保支付方式改革政策没有显著效果。

(三) 政策交互效应

表 8-3 展示了多种支付方式改革政策的交互效果。在两部法的第一部分模型中,在不分医保人群的情况下,总额预付和按人头付费对增加个人自付医疗费用的发生概率具有显著的交互效应。对于新农合参保人群,总额预付和其他四种付费方式(单病种付费、DRG、按床日付费和按人头付费)中的任意一种对增加个人自付医疗开支的发生概率都具有显著的交互效应。对职工医保参保人群,总额预付和按人头付费的搭配使用显著降低个人自付医疗支出的发生概率。

表 8-3 基于两部模型的政策交互效应

因变量: 自付医疗开支	所有人群	新农合人群	职工医保人群	城镇居民 医保人群
第一部分 probit				
总额预付 * 单病种付费	0.000	0.003***	−0.008	−0.008
总额预付 * DRG	0.000	0.038***	−0.035	0.000
总额预付 * 按床日付费	0.000	0.034***	−0.007	0.000
总额预付 * 按人头付费	0.001***	0.025***	−0.266***	−0.059

续　表

因变量： 自付医疗开支	所有人群	新农合人群	职工医保人群	城镇居民 医保人群
第二部分 *reg*				
总额预付 * 单病种付费	0.000	0.001	0.029	0.269***
总额预付 * DRG	0.000	−0.016*	0.060*	0.000
总额预付 * 按床日付费	−0.001***	−0.009	0.037*	0.000
总额预付 * 按人头付费	−0.001***	−0.022***	0.010	−0.996
控制变量	控制	控制	控制	控制
年份趋势效应	控制	控制	控制	控制

注：* $p<0.10$，** $p<0.05$，*** $p<0.01$。

在两部法的第二部分模型中，在不分医保人群的情况下，总额预付和按床日付费或按人头付费的搭配显著降低了有自付医疗开支的个体的自付费用。对于新农合参保人群，总额预付和 DRG 或按人头付费的搭配显著降低了有自付医疗开支的个体的自付费用。对于职工医保参保人群，总额预付和 DRG 或按床日付费的搭配显著提升了有自付医疗开支的个体的自付费用。对城镇居民医保参保人群，总额预付和单病种付费的搭配显著提升了有自付医疗开支的个体的自付费用。

五、结论与讨论

本研究旨在评估地区差异化医保支付方式改革政策对个人自付医疗费用的影响。为了分析各地不同的支付方式改革政策力度，本研究首先构建了基于 BERT 的预训练语言模型，对 2000 年至 2023 年间的医疗政策文本进行了深入分析，并识别了五种主要的支付方式改革政策,包括总额预付、单病种付费、DRG、按人头付费和按病种付费。在此基础上,本研究结合 CFPS 数据库的微观个体层面数据,对支付方式政策的控费效果进行了实证研究。

回归分析结果显示,DRG、单病种付费和按床日付费对不分医保类型的人群具有显著的降费效果。总额预付对于新农合参保人群具有显著的降费效果,而 DRG 对于城镇职工医保参保人群具有显著控费效果。政策交互效果分析表明,总额预付与按床日付费或按人头付费政策的搭配使用能够显著降低不分医保类型人群的自付医疗费用,而总额预付与 DRG 或按人头付费政策的搭配使用能够显著降低新农合参保人群的自付医疗费用。

本研究具有如下三方面的研究价值:第一,预训练语言模型的应用为后续相关政策分析和评估研究提供了一种新的研究方法和思路。本研究采用 BERT 预训练语言模型,能够更高效地分析大量政策文本,准确地提取出关键信息。同时,采用主动学习方法,进一步降低了标注成本,提高了分析速度,并减少了因人工分析而导致的偏差。第二,通过宏观政策数据和微观个体数据的匹配分析,揭示了医保支付方式改革政策对不同医保类型的人群具有不同程度的降费效果。这一发现有助于政策制定者更有针对性地调整支付方式政策,从而实现政策的预期效果。第三,通过政策交互效果分析,发现总额预付与其他支付方式搭配使用时的控费效果。这一结论为政策制定者提供了协同实施多种医保支付方式改革的实证研究证据。

综上所述,本研究通过采用机器学习模型和实证分析方法,全面深入地探讨了医保支付方式改革政策的影响,为政策制定者提供了一定决策依据。同时,本研究还拓展了机器学习在社会科学研究领域的应用范围,为未来相关研究提供了一定启示。

第九章

总结与展望

    在持续推进国家治理现代化的进程中，政策评估逐渐显现其重要性。精准的政策评估有助于科学分析人民对改革成效的获得感，推进政策治理的结果导向，提高决策的科学性，因而是政策研究领域的重要问题和研究前沿。囿于分级治理模式下地方的差异化政策现状，传统的政策评估难以量化地方的具体政策细节和环节。本书以医疗保障政策为例，对于政策评估方法论、政策测量技术、政策分析框架等重要议题进行了理论分析，重点在于发展一种基于政策大数据的新型政策测量方法并加以应用。本书结合当下大数据技术和自然语言处理的研究前沿，建立了一套覆盖多层级政府的医疗政策数据库，并发展了一种基于政策文本挖掘的新型政策测量方法，用于分析各地的政策类型和意图，同时在应用层面分门别类地评估了医疗保障政策的实际效果，为医疗保障高质量发展提供更加精准和有据可依的政策建议。

一、本书总结

在政策评估方法论方面，本书综合制度主义方法论和行为主义方法论，区分了三种政策测量方法。以往的政策评估研究往往将政策测量问题简化处理，采用个体层面的政策参与或地区层面的政策实施作为关键自变量，分析政策对一系列结果变量的影响。然而，这些简化的政策测量方法测量均非政策本身，不能识别复杂的政策细节和意图，因而难以准确估计政策本身的真正效果，容易造成对部分政策效应的低估或模糊化处理。同时，在全民医保背景下，不参保者寥寥无几，因而传统的政策测量方法已无法持续应用到政策评估中。本书在自行建立的医疗政策数据库的基础上，提出一种基于文本挖掘的新型政策测量方法，采用大数据文本分析技术识别具体政策所涉及的关键主题和方向，进而形成体现医疗保障改革着力点的政策变量。

在政策分析框架方面，本书采用"扩容型"和"约束型"这一对立概念进行分析和测量，力图展示医保改革的全面图景。以往的政策分析研究提供了大量关于政策导向和主题的理论概念，但这些概念在实证研究中往往难以操作化。同时，医保政策涉及的具体改革方向复杂多变，加上各地政策设计不尽一致，使得医保政策存在难以量化的难题。本书在深刻理解前人文献和已有政策的基础上，提出"扩容型-约束型"分析框架，用以总结医疗保障制度的发展规律。此外，为了克服这个二分类分析框架存在的简单化问题，本书还从具体的医保支付方式改革入手进行测量和评估，和上述二分类框架相互补充，实现对医保政策的综合评估。

在政策测量层次方面，本书建立一套覆盖中央级、省级、地市级三级政府部门的医疗政策数据库，着力将政策分析层次下沉到地市级层面。已有的政策研究多关注中央级或省级政策，分析层次过高，难以下沉到对地方差异化政策的分析。相比之下，本书将分析层次设定为地市级，更加贴近目前医保制度的统筹层次。本书结合"扩容型-约束型"框架，从政策数据库中提取体现地市层级医疗保障改革方向和主题的政策变量，对医疗保障政策的区域差异及其变化进行了细致的分析。

在政策机制挖掘方面，本书尝试将宏观视角和微观视角、制度与行动者联系起来，揭示层次丰富的政策机制。宏观层面的政策并非以线性方式直接影响微观层面人们的行为和福利结果，而是通过一系列复杂的协同、累积甚至是外溢机制产生影响。如何识别宏观政策对微观行为结果的多种影响机制，是政策评估科学化的关键。本书分门别类地对政策文本进行挖掘和分析，对不同类型的政策效应加以仔细识别，综合考虑医保政策对个体医疗费用的多种影响机制。在政策文本挖掘和分类的基础上，本书通过四个实证研究识别了医保政策对个体医疗费用的三种影响机制：第一，医保政策的协同效应。面对复杂的现实环境，单一的政策措施往往难以达到预期目标，只有将多重政策措施有机组合起来，才能产生最佳的成本效益。本书第五章分析了医保、医疗服务递送和医药等领域的多重政策的协同效应，第六章分析了职工医保"扩容型"和"约束型"政策的协同效应，第八章分析了医保支付方式改革中总额预付、单病种付费、DRG、按床日付费、按人头付费等多类支付方式的协同效应。第二，医保政策的累积效应。政策效应具有长期性和规模性，只有将个体行为的变化机制置于一个长时段的政策脉络中，才能更为准确地理解政策塑造行为的因果链条。本书第七章分析了职工医保制度自建立后二十余年间对个体自付费用所产生的时间累积效应。第三，医保政策的外溢效应。政策的实施并非仅影响目标群体，还可能出现外溢效应,影响其他群体。本书第六章和第七章分析了职工医保政策对非职工医保个体自付费用的外溢效应。当然,除了上述三种政策机制,医保政策可能还存在其他作用机制。例如,医保政策可能具有中介效应,即政策往往并不直接影响微观层面人们的行为和福利结果,而是通过一系列中介机制(例如医保政策影响医疗服务提供者的行为和医药价格)间接发挥作用。本书并未检验这类中介效应。在未来的研究中,研究者除了关注宏观政策变量和微观结果变量的直接关系外,还可尝试加入一系列中介变量(例如医生的诊疗行为、药品和医疗服务价格等),以估计自变量和因变量之间的非直接关系。

二、未来展望

虽然本书重在开展医疗保障领域的政策评估,但所建立的医疗政策数据库也可为其他医疗卫生相关领域(例如公立医院改革、分级诊疗、药品价格改革、药品集中带量采购等)的研究提供数据基础。在以往的健康政策研究过程中,研究者往往因为缺乏系统的政策数据库,或无法系统使用商业机构提供的政策数据,而无法开展充分的政策分析。本书所建立的医疗政策数据库可扩散至上述研究领域。

此外,本书所形成的政策评估方法论和政策测量方法可扩散到其他政策研究领域,包括但不限于反贫困政策、养老政策、就业政策、住房政策等领域。例如,研究者可以建立一套养老政策数据库,用于养老保险和养老服务研究。研究者可通过分析养老保险政策中关键的改革措施(例如城镇职工养老保险与城乡居民养老保险的缴费比例、缴费基数、计发办法、计发基数、待遇水平、赡养率、替代率、财政补贴等),来评估各地区养老保险城乡统筹、省级统筹、基金收支等的政策效果,为养老保险全国统筹、城乡一体化发展提供实证支持。此外,通过与调查数据相结合,养老政策数据库还可用于检验各地区养老保险发展水平对老年人健康水平(例如躯体功能、心理健康、认知功能、慢性病、死亡率等)的影响,为实现健康老龄化提供政策建议。

又如,通过获取长期护理保险政策文本,研究者可开展相关政策评估。在长期护理保险制度的探索中,各试点地区在资格评定、筹资来源、保障方式、保障金额、保障内容等方面既有共性,也存在差异。长期护理保险政策数据库可用于识别各试点地区在上述指标上的具体措施。在此基础上,研究者可结合各试点地区的人口状况和经济社会发展水平,对现行长护险模式进行总结归类和系统评估。

再如,通过获取各类反贫困政策文本(例如扶贫开发政策、城乡低保政策等),研究者可对不同政策进行多维动态评估。在反贫困政策数据库的基础上,研究者可将救助政策类型化,识别"保护型"救助政策和"发展型"救助政策,对不同类型救助政策的效果进行比较和评估;可开展不同治理结构下救助政策的评估,比较城市社区与乡村的救助政策,并研究治理重心下移(低保审批权下放)对救助效果的影响;可对低保治理的政策效果进行评估,比较运动式治理机制(清查整治)、社群治理机制(民主评议和社区公示制度等)、科层制治理机制(准家计调查-数据核对系统、政府购买服务、绩效评估等)等三种治理机制对低保错保率、贫困率等结果指标的影响;还可开展对专项救助政策(教育救助、医疗救助、临时救助等)的评估。

总结起来,受大数据技术快速发展的驱动,政策评估研究预计将在政策数据源、政策分析方法、政策机制挖掘等诸多方面取得新的进展。这些进展可以为研究者突破行为主义方法论的约束,开展更为科学和精准的政策分析与评估提供前所未有的创新思路和工具便利。在此基础上开展政策评估,将为相关领域的政策改革及具体议程提供更有针对性的政策建议。

附 录

本附录展示了第三章《政策文本收集和编码方法》中机器编码部分所涉及的 python 编程代码。

code 3_1_1

```
# 安装 torch 相关包
! conda install pytorch torchvision torchaudio pytorch-cuda=11.6 -c pytorch -c nvidia


# 测试 torch 是否安装成功
import torch
x=torch.empty(5,3)
print(x)


# 测试能否调用 GPU
torch.cuda.is_available()
```

code 3_1_2

```
# 安装 transfromers
```

```
! pip install transformers
```

```
# 调用预训练模型 mengzi-bert-base, 用于后续任务
from transformers import AutoTokenizer
transformer_model_name="Langboat/mengzi-bert-base"
tokenizer=AutoTokenizer.from_pretrained(
    transformer_model_name
)
```

code 3_1_3

```
# 安装 small_text
! pip install small_text
```

```
# 调用常用模块
from small_text import TransformersDataset
from small_text import TransformerModelArguments
from small_text import TransformerBasedClassificationFactory
```

code 3_2_1

```
import re
class word_freq():
    def __init__(self, doc_text, key_word, and_words, replace='[\s
\t\n]', sep='[.。?!?!]'):
        self.doc_text=doc_text
        self.key_word=key_word
        self.and_words=and_words
```

```
        self. replace＝replace
        self. sep＝sep
```

#第一部分:对政策全文进行语句分割
```
def doc2sen(self):
        doc＝re. sub(self. replace,˝, self. doc_text)
        sentence_list＝re. split(self. sep, self. doc_text)
        return sentence_list
```

#第二部分:判断每个语句中是否含有该搭配规则
```
def sen_freq(self, sentence):

        count＝0
        key_word_count＝sentence. count(self. key_word)

        flag＝0
        for i in self. and_words:
                flag＋＝sentence. count(i)
        if len(self. and_words)＝＝0:
                flag＝1
        and_words_count＝flag

        if key_word_count＞0 and and_words_count＞0:
                count＝1

        return count
```

```
#第三部分:对政策全文进行加总统计
def count(self):
    self. sentence_list=self. doc2sen()
    count=0
    for sentence in self. sentence_list:
        count+=self. sen_freq(sentence)
    return count
```

code 3_2_2

```
doc_text="""全面推进按病种付费、按人头付费、按床日付费等复合
型支付方式改革,开展按疾病诊断相关分组(DRGs)收付费试点,进
一步扩大支付方式改革对定点医疗机构和参合患者的覆盖面。将对
医疗机构个体的总额控制转变为区域内总额控制,探索开展点数法
付费。建立健全支付方式改革联系点工作机制,加强对支付方式改
革的指导、评估和总结。助力分级诊疗制度建设,将符合规定的家庭
医生签约服务费纳入医保支付范围。支持区域医疗服务一体化改
革,探索通过总额预付等支付政策的引导与调控,促进城市紧密型医
联体、县域医共体内各级医疗机构规范服务、上下联动、分工协作、主
动控费。启动实施按照药品通用名称制订新农合药品支付标准,配
合做好医疗服务价格改革,探索制订新农合医疗服务支付标准,协同
推进药品和医疗服务价格改革。"""

key_word='总额控制'
and_words=[]
freq=word_freq(doc_text,key_word,and_words). count()
```

freq

key_word=´按人头´
and_words=[´推进´]
freq=word_freq(doc_text,key_word,and_words). count()
freq

code 3_3_1

```
import datasets
import torch
import pandas as pd
import numpy as np

import logging
logging. getLogger('small_text'). setLevel(logging. INFO)
import warnings
warnings. filterwarnings("ignore")

from sklearn. metrics import accuracy_score
from transformers import AutoTokenizer
from small_text import TransformersDataset
from small_text import TransformerModelArguments
from small_text import TransformerBasedClassificationFactory,

# fix the random seed
seed=2022
```

```python
torch. manual_seed(seed)
np. random. seed(seed)


# 第一部分: 数据预处理
df=pd. read_csv('sample_多分类. csv')
df['label']=0
df. loc [df['categories']=='支付方式改革','label']=1
# df. head(3)
train=df. sample(frac=0. 8)
test=df[~df. index. isin(train. index)]
num_classes=np. unique(train['label']). shape[0]


print('训练集数量为:',len(train),
      \n 测试集数量为:',len(test),
      \n 标签类数量为:',num_classes)


# 第二部分: 训练模型


## 将文本数据封装
transformer_model_name="Langboat/mengzi-bert-base"
tokenizer=AutoTokenizer. from_pretrained(
      transformer_model_name
)
transformer_ model = TransformerModelArguments (transformer_
model_name)
train=TransformersDataset. from_arrays(list(train['text']),
```

```
                                        list(train['label']),
                                        tokenizer,
                                        max_length=90)
test=TransformersDataset.from_arrays(list(test['text']),
                                        list(test['label']),
                                        tokenizer,
                                        max_length=90)
```

加载预训练模型

```
transformer_model = TransformerModelArguments(transformer_
model_name)
clf_factory = TransformerBasedClassificationFactory(transformer_
model,
                                        num_classes,
                                        kwargs=dict({'
device':'cuda',
                                        'mini_batch_size
':256,
                                        'class_weight':'
balanced',
                                        'num_epochs':20
}))
```

使用训练集进行训练

```
clf=clf_factory.new().fit(train)
```

 # 第三部分：测试模型精度

```
clf. validate(test)
```

code 3_3_2

```
def pred(text,model):
    pred_df = TransformersDataset. from_arrays([text],[0],
tokenizer,max_length=90)
    output=model. predict_proba(pred_df)
    print("预测为非支付方式改革的概率为{:.4f}%\n". format
(output[0][0] * 100),
        "预测为支付方式改革的概率为{:.4f}%". format
(output[0][1] * 100))


text="""全面推进按病种付费、按人头付费、按床日付费等复
合型支付方式改革,开展按疾病诊断相关分组(DRGs)收付费试点,
进一步扩大支付方式改革对定点医疗机构和参合患者的覆盖面。"""
model=clf


pred(text,model)
```

code 3_4_1

```
## 1) 导入数据集,加载模型
import datasets
import torch
import pandas as pd
import numpy as np
```

```
import logging
logging.getLogger('small_text').setLevel(logging.INFO)
import warnings
warnings.filterwarnings("ignore")

from sklearn.metrics import accuracy_score
from transformers import AutoTokenizer
from small_text import TransformersDataset
from small_text import TransformerModelArguments
from small_text import (
    PoolBasedActiveLearner,
    PredictionEntropy,
    TransformerBasedClassificationFactory,
    random_initialization_balanced,
    random_initialization)

# fix the random seed
seed=2022
torch.manual_seed(seed)
np.random.seed(seed)

df=pd.read_csv('sample_多分类.csv')
df['label']=0
df.loc[df['categories']=='支付方式改革','label']=1
#df.head(3)
```

```python
train=df. sample(frac=0. 8)
test=df[~df. index. isin(train. index)]
num_classes=np. unique(train['label']). shape[0]

print('训练集数量为：', len(train),
        \n 测试集数量为：', len(test),
        \n 标签类数量为：', num_classes)

transformer_model_name="Langboat/mengzi-bert-base"
tokenizer=AutoTokenizer. from_pretrained(
    transformer_model_name
)

transformer_ model = TransformerModelArguments (transformer_
model_name)
train_da=TransformersDataset. from_arrays(list(train['text']),
                                list(train['label']),
                                tokenizer,
                                max_length=90)
test_da=TransformersDataset. from_arrays(list(test['text']),
                                list(test['label']),
                                tokenizer,
                                max_length=90)

transformer_ model = TransformerModelArguments (transformer_
model_name)
```

```
clf_factory = TransformerBasedClassificationFactory(transformer_
model,
                                        num_classes,
                                        kwargs = dict({'
device': 'cuda',
                                        'mini_batch_size
': 128,
                                        'class_weight': '
balanced',
                                        'num_epochs
': 20
                                        }))
```

#2) 标注初始训练预料,训练并测试模型
初始100个语料

```
indices_initial = random_initialization(train_da, n_samples = 100)
train. iloc [indices_initial,:]
```

训练模型

```
query_strategy = PredictionEntropy()
active_learner = PoolBasedActiveLearner(clf_factory, query_
strategy, train_da)
active_learner. initialize_data(indices_initial, train_da. y [indices_
initial])
```

测试模型精度

```
active_learner. classifier. validate(test_da)

def pred(text, model):
    pred_df = TransformersDataset. from_arrays([text], [0],
tokenizer, max_length=90)
    output=model. predict_proba(pred_df)
    print("预测为非支付方式改革的概率为{:. 4f}%\n". format
        (output[0][0] * 100),
        "预测为支付方式改革的概率为{:. 4f}%". format
        (output[0][1] * 100))

text="""全面推进按病种付费、按人头付费、按床日付费等复
合型支付方式改革,开展按疾病诊断相关分组(DRGs)收付费试点,
进一步扩大支付方式改革对定点医疗机构和参合患者的覆盖面。"""
model=active_learner. classifier

pred(text, model)

## 3) 标注主动选取预料,更新并测试模型
# 主动选取 100 语料,打上标签
indices_queried=active_learner. query(num_samples=100)
train. iloc[indices_queried, :]

# 使用新加入的语料进行训练
y=train_da. y[indices_queried]
active_learner. update(y)
```

```
# 测试模型精度
active_learner. classifier. validate(test_da)


text="""全面推进按病种付费、按人头付费、按床日付费等复
合型支付方式改革，开展按疾病诊断相关分组(DRGs)收付费试点，
进一步扩大支付方式改革对定点医疗机构和参合患者的覆盖面。"""
model=active_learner. classifier


pred(text,model)
```

code 3_4_2

```
import sqlite3
import pandas as pd
import numpy as np
import matplotlib. pyplot as plt


# 必要时终端运行命令：chmod -R 777 /root/autodl-tmp/
# 不带标签的数据
with sqlite3. connect('/root/autodl-tmp/corpus. sqlite') as con：
    sql="select * from '医疗政策语料' order by random() limit
10000"
    df=pd. read_sql(sql,con=con)
unlabeled=df


import matplotlib
```

```
from matplotlib. font_manager import FontProperties
font=FontProperties(fname="/root/font/simsun. ttc",size=14)

# 文本长度分布
unlabeled['text_length']=unlabeled['text']. str. len()
unlabeled['text_length']. hist(range=(0,500),density=True)
plt. xlabel('文本长度',fontproperties=font)
plt. ylabel('频率',fontproperties=font)
plt. title('政策语句文本长度分布',fontproperties=font)
plt. show()
```

参考文献

陈玲,李丹.PPP 政策变迁与政策学习模式:1980 至 2015 年 PPP 中央政策文本分析[J].中国行政管理,2017(02):102-107.

陈那波,蔡荣."试点"何以失败?——A 市生活垃圾"计量收费"政策试行过程研究[J].社会学研究,2017,32(02):174-198+245.

陈苏南.城镇居民医保经办模式问题初探——以徐州市市区城镇居民医保经办模式为个案[J].科技信息,2010(10):71+73.

陈迎欣,郜旭彤,李烨.自然灾害应急救助的公众参与方式——基于 2008～2017 年应急救助案例的实证分析[J].系统工程,2020,38(03):1-9.

陈云松,吴晓刚,胡安宁,贺光烨,句国栋.社会预测:基于机器学习的研究新范式[J].社会学研究,2020,35(03):94-117+244.

陈云松.大数据中的百年社会学——基于百万书籍的文化影响力研究[J].社会学研究,2015,30(01):23-48+242-243.

程令国,张晔,刘志彪."新农保"改变了中国农村居民的养老模式吗?[J].经济研究,2013,48(08):42-54.

仇雨临,王昭茜.我国医疗保险制度发展四十年:进程、经验与展望[J].华中师范大学学报(人文社会科学版),2019,58(01):23-30.

仇雨临.中国医疗保障 70 年:回顾与解析[J].社会保障评论,2019,3(01):89-101.

范如国.公共管理研究基于大数据与社会计算的方法论革命[J].中国社会科学,2018(09):74-91+205.

方黎明,乔东平.城镇医疗保障制度对城镇贫困居民就医经济负担的影响——基于霸州、赤壁和合川城镇贫困家庭调查数据的分析[J].财经研究,2012,38(11):103-113.

封进,刘芳,陈沁. 新型农村合作医疗对县村两级医疗价格的影响[J]. 经济研究,
　　2010,45(11):127-140.

冯仕政. 大数据时代的社会治理与社会研究:现状、问题与前景[J]. 大数据,
　　2016,2(02):3-16.

付明卫,徐文慧. 中国基本医疗保险省级统筹的影响因素和经验模式研究[J]. 消
　　费经济,2019,35(05):6-13.

高广颖,马骋宇,胡星宇,杨显,段婷,贾继荣. 新农合大病保险制度对缓解灾难性
　　卫生支出的效果评价[J]. 社会保障研究,2017(02):69-76.

宫芳芳,孙喜琢,刘侃. 罗湖医保支付方式改革阶段性成效[J]. 中国医院,2017,
　　21(11):10-12.

顾昕. 走向公共契约模式——中国新医改中的医保付费改革[J]. 经济社会体制
　　比较,2012(04),21-31.

顾昕. 人民的健康(上):走向去碎片化的中国医保改革[M]. 杭州:浙江大学出版
　　社,2022.

国家卫健委.《中国卫生健康统计年鉴 2019》[EB/OL]. [2020-06-16]. http://
　　www. nhc. gov. cn/mohwsbwstjxxzx/tjtjnj/new_list. shtml.

韩克庆,郭瑜. "福利依赖"是否存在?——中国城市低保制度的一个实证研究
　　[J]. 社会学研究,2012,27(02):149-167+244-245.

何子英,郁建兴. 走向"全民健康覆盖"——有效的规制与积极的战略性购买[J].
　　浙江社会科学,2017(02):59-65+157.

胡安宁,吴晓刚,陈云松. 处理效应异质性分析——机器学习方法带来的机遇与
　　挑战[J]. 社会学研究,2021,36(01):91-114+228.

胡大洋,冷明祥,夏迎秋,万彬,陶宏滨,唐晓东,段茗玉. 江苏省三种基本医疗保
　　险支付方式改革与探索[J]. 中国医院管理,2011,31(02):48-51.

黄欣卓. 数据驱动社会科学研究转型的方向、路径与方法——关于"大数据与社
　　会科学研究转型"主题的笔谈[J]. 公共管理学报,2019,16(02):159-167.

江治强. 城乡困难家庭的医疗负担及其救助政策完善——基于"中国城乡困难家
　　庭社会政策支持系统建设"项目调查数据的分析[J]. 社会保障研究,2018
　　(04):48-55.

康伟,陈波. 公共危机管理领域中的社会网络分析——现状、问题与研究方向
　　[J]. 公共管理学报,2013,10(04):114-124+142-143.

郎婧婧,周海龙,于雪梅,江芹. 总额预付改革对住院患者费用控制效果的研究
　　[J]. 中国卫生经济,2017,36(02):20-22.

李华,高健. 城乡居民大病保险治理"因病致贫"的效果差异分析[J]. 社会科学辑
　　刊,2018(06):124-141.

李乐乐.健康中国战略下我国基本医疗保险支付方式改革政策评估[J].宁夏社会科学,2019(05):125-134.

李莉,孟天广.公众网络反腐败参与研究——以全国网络问政平台的大数据分析为例[J].中国行政管理,2019(01):45-52.

李娉,杨宏山.城市基层治理改革的注意力变迁——基于1998—2019年北京市政府工作报告的共词分析[J].城市问题,2020(03):79-87.

刘河庆,梁玉成.政策内容再生产的影响机制——基于涉农政策文本的研究[J].社会学研究,2021,36(01):115-136+228-229.

刘军强,刘凯,曾益.医疗费用持续增长机制——基于历史数据和田野资料的分析[J].中国社会科学,2015(08):104-125+206-207.

刘凯,和经纬.激励机制、资源约束与监管成本——医保经办机构组织能力影响医疗费用增长的实证研究[J].公共行政评论,2018,11(02):114-136+192.

马得勇.历史制度主义的渐进性制度变迁理论——兼论其在中国的适用性[J].经济社会体制比较,2018(05):158-170.

毛瑛,朱斌,刘锦林,吴静娴,井朋朋,李翌晨,宋晓阳.我国大病保险政策评价:基于旬邑县的实证研究[J].中国卫生经济,2015,34(08):10-14.

孟天广.政治科学视角下的大数据方法与因果推论[J].政治学研究,2018(03):29-38+126.

潘杰,雷晓燕,刘国恩.医疗保险促进健康吗?——基于中国城镇居民基本医疗保险的实证分析[J].经济研究,2013,48(04):130-142+156.

彭颖,雷涵,王海银,王力男,徐嘉婕,金春林.我国各地按病种收付费改革进展与启示[J].中国卫生资源,2018,21(06):477-481.

孙秀林,陈华珊.互联网与社会学定量研究[J].中国社会科学,2016(07):119-125.

王超群,刘小青,刘晓红,顾雪非.大病保险制度对城乡居民家庭灾难性卫生支出的影响——基于某市调查数据的分析[J].中国卫生事业管理,2014,31(06):433-436+456.

王宏新,邵俊霖,张文杰.政策工具视角下的中国闲置土地治理——192篇政策文本(1992—2015)分析[J].中国行政管理,2017(03):108-112.

王家合,赵喆,和经纬.中国医疗卫生政策变迁的过程、逻辑与走向——基于1949—2019年政策文本的分析[J].经济社会体制比较,2020(05):110-120.

王沛陵,郑杰,贾方红,吴曼,王娟,段小宛.北京市DRGs试点效果评价[J].中国社会医学杂志,2018,35(05):535-538.

王天思.大数据中的因果关系及其哲学内涵[J].中国社会科学,2016(05):22-42+204-205.

王薇,王沛,施源,何建华. 医保混合式支付方式改革对县级公立医院经济运行指标影响的实证分析[J]. 中国卫生经济,2018,37(11):24 - 27.

吴怡频,陆简. 政策试点的结果差异研究——基于 2000 年至 2012 年中央推动型试点的实证分析[J]. 公共管理学报,2018,15(01):58 - 70+156.

向运华,王晓慧. 大数据在社会保障领域的应用:一个研究综述[J]. 社会保障研究,2019(04):95 - 104.

谢卫卫,弓媛媛,马潇萌. 新型农村合作医疗大病保险的实施效果评估:基于 CFPS 的数据分析[J]. 中国卫生经济,2017,36(03):46 - 48.

杨炯,李劲松. 实行医疗保险总额预付制改革的思考[J]. 中国医院管理,2013,33(03):65 - 67.

张国庆,林玳玳. 关于基本医疗保险"第三方购买模式"的思考[J]. 生产力研究,2011(01):95 - 96+99.

章文光,宋斌斌. 从国家创新型城市试点看中国实验主义治理[J]. 中国行政管理,2018(12):89 - 95.

孟天广,郑思尧. 信息、传播与影响:网络治理中的政府新媒体——结合大数据与小数据分析的探索[J]. 公共行政评论,2017,10(01):29 - 52+205 - 206.

周瑞,金昌晓,乔杰,杜圣普. 从北京市 DRGs 试点看医保费用支付方式改革方向选择[J]. 中国医院管理,2013,33(03):1 - 3.

朱铭来,王恩楠. 医保支付方式改革如何减轻道德风险?——来自医保基金支出的证据[J]. 保险研究,2021(04):75 - 90.

朱铭来,于新亮,王美娇,熊先军. 中国家庭灾难性医疗支出与大病保险补偿模式评价研究[J]. 经济研究,2017,52(09):133 - 149.

朱旭峰,赵慧. 政府间关系视角下的社会政策扩散——以城市低保制度为例(1993—1999)[J]. 中国社会科学,2016(08):95 - 116+206.

Aggarwal A. Impact Evaluation of India's "Yeshasvini" Community-based Health Insurance Programme [J]. Health Economics, 2010,19:5 - 35.

Altaweel M, Bone C, Abrams J. Documents as Data: A Content Analysis and Topic Modeling Approach for Analyzing Responses to Ecological Disturbances [J]. Ecological Informatics, 2019,51:82 - 95.

Angrist JD, Pischke J-S. Mostly Harmless Econometrics: An Empiricist's Companion [M]. Princeton, NJ: Princeton University Press, 2008.

Arlotti M, Parma A, Ranci C. Multi-level Governance and Central-local Tensions: The Issue of Local Discretion in Long-Term Care Policy in Italy [J]. Social Policy & Administration, 2021,55(7):1129 - 1144.

Aryeetey GC, Westeneng J, Spaan E, Jehu-Appiah C, Agyepong IA, Baltussen

R. Can Health Insurance Protect Against Out-of-pocket and Catastrophic Expenditures and also Support Poverty Reduction? Evidence from Ghana's National Health Insurance Scheme [J]. International Journal for Equity in Health, 2016,15(1):116.

Ashford DE. Political Science and Policy Studies: Toward a Structural Solution [J]. Policy Studies Journal, 1977,5:570 - 583.

Atun R, de Andrade LO, Almeida G, Cotlear D, Dmytraczenko T, Frenz P, Wagstaff A. Health-system Reform and Universal Health Coverage in Latin America [J]. The Lancet, 2015,385(9974):1230 - 1247.

Baicker K, Chernew, ME, Robbins, JA. The Spillover Effects of Medicare Managed Care: Medicare Advantage and Hospital Utilization [J]. Journal of Health Economics, 2013a, 32(6):1289 - 1300.

Baicker K, Taubman SL, Allen HL, Bernstein M, Gruber JH, Newhouse JP, Schneider EC, Wright BJ, Zaslavsky AM, Finkelstein, AN. The Oregon Experiment: Effects of Medicaid on Clinical Outcomes [J]. New England Journal of Medicine, 2013b, 368(18):1713 - 1722.

Bali AS, Ramesh M. Assessing Health Reform: Studying Tool Appropriateness & Critical Capacities [J]. Policy and Society, 2019,38(1):148 - 166.

Barber SL, Borowitz M, Bekedam H, Ma J. The Hospital of the Future in China: China's Reform of Public Hospitals and Trends from Industrialized Countries [J]. Health Policy and Planning, 2014,29(3):367 - 378.

Bernal N, Carpio MA, Klein TJ. The Effects of Access to Health Insurance: Evidence from a Regression Discontinuity Design in Peru [J]. Journal of Public Economics, 2017,154:122 - 36.

Bloom G, Gu X. Health Sector Reform: Lessons from China [J]. Social Science & Medicine, 1997,45(3):351 - 360.

Boehmke FJ, Rury AM, Desmarais BA, Harden JJ. The Seeds of Policy Change: Leveraging Diffusion to Disseminate Policy Innovations [J]. Journal of Health Politics, Policy and Law, 2017,42(2):285 - 307.

Bossert TJ, Beauvais JC. Decentralization of Health Systems in Ghana, Zambia, Uganda and the Philippines: A Comparative Analysis of Decision Space [J]. Health Policy and Planning, 2002,17(1):14 - 31.

Bossert TJ, Mitchell AD. Health Sector Decentralization and Local Decision-Making: Decision Space, Institutional Capacities and Accountability in Pakistan [J]. Social Science & Medicine, 2011,72(1):39 - 48.

Boynton XL, Ma O, Schmalzbach MC. Key Issues in China's Health Care Reform [M]. Washington, DC: Center for Strategic and International Studies, 2012.

Brixi H, Mu Y, Targa B, Hipgrave D. Engaging Sub-National Governments in Addressing Health Equities: Challenges and Opportunities in China's Health System Reform [J]. Health Policy and Planning, 2013,28(8):809 – 824.

Buntin MB, Zaslavsky AM. Too Much Ado about Two-part Models and Transformation? Comparing Methods of Modeling Medicare Expenditures [J]. Journal of Health Economics, 2004,23(3):525 – 542.

Chen X, Chen C, Zhang Y, Yuan R, Ye J. The Effect of Health Insurance Reform on the Number of Cataract Surgeries in Chongqing, China [J]. BMC Health Services Research, 2011,11:67 – 70.

Chen Y, Jin GZ. Does Health Insurance Coverage Lead to Better Health and Educational Outcomes? Evidence from Rural China [J]. Journal of Health Economics, 2012,31(1):1 – 14.

Cheng LG, Liu H, Zhang Y, Shen K, Zeng Y. The Impact of Health Insurance on Health Outcomes and Spending of the Elderly: Evidence from China's New Cooperative Medical Scheme [J]. Health Economics, 2015,24(6):672 – 691.

Cheng SH, Chen CC, Chang WL. Hospital Response to a Global Budget Program under Universal Health Insurance in Taiwan [J]. Health Policy, 2009,92(2 – 3):158 – 164.

Cheng SH, Chen CC, Tsai SL. The Impacts of DRG-based Payments on Health Care Provider Behaviors under a Universal Coverage System: A Population-based Study [J]. Health Policy, 2012,107(2 – 3):202 – 208.

Chou SY, Dearden JA, Deily ME, Lien HM. Provider Responses to a Global Budgeting System: The Case of Drug Expenditures in Taiwan Hospitals [J]. Health Economics, 2020,29(10):1270 – 1278.

Chu A, Kwon S, Cowley P. Health Financing Reforms for Moving Towards Universal Health Coverage in the Western Pacific Region [J]. Health Systems & Reform, 2019,5(1):32 – 47.

Ciani O, Tarricone R, Torbica A. Diffusion and Use of Health Technology Assessment in Policy Making: What Lessons for Decentralised Healthcare Systems? [J]. Health Policy, 2012,108(2 – 3):194 – 202.

Conti RM, Jones DK. Policy Diffusion across Disparate Disciplines: Private- and Public-Sector Dynamics Affecting State-level Adoption of the ACA [J]. Journal of Health Politics, Policy and Law, 2017,42(2):377 – 85.

Debnath R, Bardhan R. India Nudges to Contain Covid – 19 Pandemic: A Reactive Public Policy Analysis Using Machine-learning Based Topic Modelling [J]. PLoS One, 2020,15(9):e0238972.

Diermeier D. Institutionalism and the Normative Study of Politics: From Rational Choice to Behavioralism [J]. Good Society, 2015,24(1):15 – 29.

Dorjdagva J, Batbaatar E, Svensson M, Dorjsuren B, Kauhanen J. Catastrophic Health Expenditure and Impoverishment in Mongolia [J]. International Journal for Equity in Health, 2016,15(1):105.

Duggan M, Morton FS. The Effect of Medicare Part D on Pharmaceutical Prices and Utilization [J]. The American Economic Review, 2010,100(1):590 – 607.

Dwyer P. Understanding Social Citizenship: Themes and Perspectives for Policy and Practice (2nd ed.)[M]. Bristol: Policy Press, 2010.

Easton D. Traditional and Behavioral Research in American Political Science [J]. Administrative Science Quarterly, 1957,2(1):110 – 115.

Easton D. A Framework for Political Analysis [M]. Englewood Cliffs, NJ: Prentice-Hall, Inc, 1965.

Easton D. Political Science in the United States: Past and Present [J]. International Political Science Review, 1985,6(1):133 – 152.

Échevin D, Fortin B. Physician Payment Mechanisms, Hospital Length of Stay and Risk of Readmission: Evidence from a Natural Experiment [J]. Journal of Health Economics, 2014,36:112 – 124.

Ekman B. Catastrophic Health Payments and Health Insurance: Some Counterintuitive Evidence from One Low-income Country [J]. Health Policy, 2007,83(2 – 3):304 – 313.

Enthoven AC. How Interested Groups Have Responded to a Proposal for Economic Competition in Health Services [J]. The American Economic Review, 1980,70(2):142 – 148.

Enthoven AC. Theory and Practice of Managed Competition in Health Care Finance [M]. Amsterdam: North-Holland, 1988.

Finkelstein A. The Aggregate Effects of Health Insurance: Evidence from the Introduction of Medicare [J]. The Quarterly Journal of Economics, 2007,122 (1):1 – 37.

Fligstein, N. Markets as Politics: A Political-cultural Approach to Market Institutions [J]. American Sociological Review, 1996,61(4):656 – 673.

Fu HQ, Li L, Yip W. Intended and Unintended Impacts of Price Changes for Drugs and Medical Services: Evidence from China [J]. Social Science & Medicine, 2018,211:114 - 122.

Fu H, Li L, Li M, Yang C, Hsiao W. An Evaluation of Systemic Reforms of Public Hospitals: The Sanming Model in China [J]. Health Policy and Planning, 2017,32(8):1135 - 1145.

Gao C, Xu F, Liu GG. Payment Reform and Changes in Health Care in China [J]. Social Science & Medicine, 2014,111:10 - 16.

Gilbert N, Terrell P. Dimensions of Social Welfare Policy(8th ed)[M]. Boston: Pearson Allyn and Bacon, 2013.

Gong YH, Yang C, Yin XX, Zhu MM, Yang HJ, Wang YX, Lu ZX. The Effect of Essential Medicines Programme on Rational Use of Medicines in China [J]. Health Policy and Planning, 2016,31(1):21 - 27.

Grabowski DC, Afendulis CC, McGuire TG. Medicare Prospective Payment and the Volume and Intensity of Skilled Nursing Facility Services [J]. Journal of Health Economics, 2011,30(4):675 - 684.

Grimmer J, Stewart BM. Text as Data: The Promise and Pitfalls of Automatic Content Analysis Methods for Political Texts [J]. Political Analysis, 2013,21 (3):267 - 297.

Guo Y, He AJ, Wang F. Local Policy Discretion in Social Welfare: Explaining Subnational Variations in China's De Facto Urban Poverty Line [J]. The China Quarterly, 2021,249:114 - 138.

Hall P, Taylor RR. Political Science and the Three New Institutionalisms [J]. Political Studies, 1996,44(5):936 - 957.

Hamada H, Sekimoto M, Imanaka Y. Effects of the Per Diem Prospective Payment System with DRG-like Grouping System (DPC/PDPS) on Resource Usage and Healthcare Quality in Japan [J]. Health Policy, 2012,107(2 - 3): 194 - 201.

Hao Y, Wu Q, Zhang Z, Gao L, Ning N, Jiao M, Zakus D. The Impact of Different Benefit Packages of Medical Financial Assistance Scheme on Health Service Utilization of Poor Population in Rural China [J]. BMC Health Services Research, 2010,10:1 - 13.

He AJ, Bali A, Ramesh M. Active Stewardship in Healthcare: Lessons from China's Health Policy Reforms [J]. Social Policy and Administration, 2022,56 (6):925 - 940.

参考文献 **235**

He AJ, Qian JW. Hospitals' Responses to Administrative Cost-containment Policy in Urban China: The Case of Fujian Province [J]. The China Quarterly, 2013,216:946 - 969.

He AJ, Yang W. Clinical Pathways in China — An Evaluation [J]. International Journal of Health Care Quality Assurance, 2015,28(4):394 - 411.

He R, Miao Y, Ye T, Zhang Y, Tang W, Li Z, Zhang L. The Effects of Global Budget on Cost Control and Readmission in Rural China: A Difference-in-Difference Analysis [J]. Journal of Medical Economics, 2017, 20 (9): 903 - 910.

Heclo H. Modern Social Politics in Britain and Sweden [M]. New Haven: Yale University Press, 1974.

Heilmann S. From Local Experiments to National Policy: The Origins of China's Distinctive Policy Process [J]. China Journal, 2008,59:1 - 30.

Hsiao WC. The Political Economy of Chinese Health Reform [J]. Health Economics, Policy and Law, 2007,2(3):241 - 249.

Hsiao WC, Shaw RP. Social Health Insurance for Developing Nations [M]. Washington, DC: The World Bank, 2007.

Huang F, Gan L. The Impacts of China's Urban Employee Basic Medical Insurance on Healthcare Expenditures and Health Outcomes [J]. Health Economics, 2017,26(2):149 - 163.

Huang X, Kim SE. When Top-down Meets Bottom-up: Local Adoption of Social Policy Reform in China [J]. Governance, 2020,33(2):343 - 364.

Huang X. Four Worlds of Welfare: Understanding Subnational Variation in Chinese Social Health Insurance [J]. The China Quarterly, 2015, 222: 449 - 474.

Immergut EM. The Theoretical Core of the New Institutionalism [J]. Politics & Society, 1998,26(1):5 - 34.

Isaak AC. Scope and Methods of Political Science: An Introduction to the Methodology of Political Inquiry [M]. Belmont: Dorsey Press, 1985.

Jian W, Guo Y. Does Per-diem Reimbursement Necessarily Increase Length of Stay? The Case of a Public Psychiatric Hospital [J]. Health Economics, 2009, 18(2):97 - 106.

Jian W, Lu M, Chan KY, Poon AN, Han W, Hu M, Yip W. Payment Reform Pilot in Beijing Hospitals Reduced Expenditures and Out-of-pocket Payments Per Admission [J]. Health Affairs, 2015,34(10):1745 - 1752.

Jiang J, Meng T, Zhang Q. From Internet to Social Safety Net: The Policy Consequences of Online Participation in China [J]. Governance, 2019, 32(3): 531 - 546.

Jiang Q, Jiang Z, Zhao M, Tao J, Ling C, Cherry N. Evaluation of a Pilot Cooperative Medical Scheme in Rural China: Impact in Gender Patterns of Health Care Utilization and Prescription Practices [J]. BMC Public Health, 2011, 11:50 - 59.

Jo W, You M. News Media's Framing of Health Policy and Its Implications for Government Communication: A Text Mining Analysis of News Coverage on a Policy to Expand Health Insurance Coverage in South Korea [J]. Health Policy, 2019, 123(11):1116 - 1124.

Jung J, Liu J. Does Health Insurance Decrease Health Expenditure Risk in Developing Countries? The Case of China [J]. Southern Economic Journal, 2015, 82(2):361 - 384.

Khandker SR, Koolwal GB, Samad HA. Handbook on Impact Evaluation: Quantitative Methods and Practices [M]. Washington, DC: World Bank, 2010.

King G, Gakidou E, Imai K, Lakin J, Moore RT, Nall C, Ravishankar N, Vargas M, Téllez-Rojo MM, Ávila JEH, Ávila MH, Llamas HH. Public Policy for the Poor? A Randomised Assessment of the Mexican Universal Health Insurance Programme [J]. The Lancet, 2009, 373(9673):1447 - 1154.

King G. The Changing Evidence Base of Social Science Research [M]//King G, Schlozman K, Nie N. The Future of Political Science: 100 Perspectives. New York: Routledge, 2009.

Klotzbücher S, Lässig P, Jiangmei Q, Weigelin-Schwiedrzik S. What Is New in the "New Rural Co-operative Medical System"? An Assessment in One Kazak County of the Xinjiang Uyghur Autonomous Region [J]. The China Quarterly, 2010, (201):38 - 57.

Lazer D, Pentland A, Adamic L, Aral S, Barabasi AL, Brewer D, Christakis N, Contractor N, Fowler J, Gutmann M, Jebara T, King G, Macy M, Roy D, Van Alstyne M. Computational Social Science [J]. Science, 2009, 323(5915): 721 - 723.

Lei X, Lin W. The New Cooperative Medical Scheme in Rural China: Does More Coverage Mean More Service and Better Health? [J]. Health Economics, 2009, 18(2):25 - 46.

Li C, Yu X, Butler JR, Yiengprugsawan V, Yu M. Moving Towards Universal Health Insurance in China: Performance, Issues and Lessons from Thailand [J]. Social Science & Medicine, 2011,73(3):359 - 366.

Limwattananon S, Neelsen S, O'Donnell O, Prakongsai P, Tangcharoensathien V, van Doorslaer E, Vongmongkol V. Universal Coverage with Supply-side Reform: The Impact on Medical Expenditure Risk and Utilization in Thailand [J]. Journal of Public Economics, 2015,121:79 - 94.

Liu GG, Vortherms SA, Hong X. China's Health Reform Update [J]. Annual Review of Public Health, 2017a, 38:431 - 448.

Liu H, Zhao Z. Does Health Insurance Matter? Evidence from China's Urban Resident Basic Medical Insurance [J]. Journal of Comparative Economics, 2014,42(4):1007 - 1020.

Liu JQ. Dynamics of Social Health Insurance Development: Examining the Determinants of Chinese Basic Health Insurance Coverage with Panel Data [J]. Social Science & Medicine, 2011,73(4):550 - 558.

Liu K. The Effects of Social Health Insurance Reform on People's Out-of-Pocket Health Expenditure in China: The Mediating Role of the Institutional Arrangement [M]. Singapore: Springer, 2016.

Liu K, He AJ. Able to Purchase? Agency Problems in China's Social Health Insurance System and The Pitfalls of Third-party Strategic Purchasing [J]. The International Journal of Health Planning and Management, 2018,33(4): 1045 - 1059.

Liu K, Liu W, He AJ. Evaluating Health Policies with Subnational Disparities: A Text-mining Analysis of The Urban Employee Basic Medical Insurance Scheme in China [J]. Health Policy and Planning, 2023,38(1):83 - 96.

Liu K, Liu W, Frank R, Lu C. Assessing the Long-Term Effects of Basic Medical Insurance on Catastrophic Health Spending in China [J]. Health Policy and Planning, 2022a, 37(6):747 - 759.

Liu K, Wang T, Bai C, Liu L. Strengthening Local Governance in Health Financing in China: A Text-mining Analysis of Policy Changes between 2009 and 2020 [J]. Health Policy and Planning, 2022b, 37(6):677 - 689.

Liu K, Wu Q, Liu J. Examining the Association between Social Health Insurance Participation and Patients' Out-of-Pocket Payments in China: The Role of Institutional Arrangement [J]. Social Science & Medicine, 2014, 113: 95 - 103.

Liu K, Yang J, Lu C. Is the Medical Financial Assistance Program an Effective Supplement to Social Health Insurance for Low-income Households in China? A Cross-sectional Study [J]. International Journal for Equity in Health, 2017b, 16:138.

Liu K, Zhang Q, He AJ. The Impacts of Multiple Healthcare Reforms on Catastrophic Health Spending for Poor Households in China [J]. Social Science & Medicine, 2021, 285:114271.

Liu X, Liu Y, Chen N. The Chinese Experience of Hospital Price Regulation [J]. Health Policy and Planning, 2000, 15(2):157 - 163.

Liu X, Tang S, Yu B, Phuong NK, Yan F, Thien DD, Tolhurst R. Can Rural Health Insurance Improve Equity in Health Care Utilization? A Comparison between China and Vietnam [J]. International Journal for Equity in Health, 2012, 11(1):10 - 18.

Long Q, Zhang T, Xu L, Tang S, Hemminki E. Utilisation of Maternal Health Care in Western Rural China under a New Rural Health Insurance System (New Co-operative Medical System) [J]. Tropical Medicine and International Health, 2010, 15(10):1210 - 1217.

Lu C, Liu Y, Shen J. Does China's Rural Cooperative Medical System Achieve Its Goals? Evidence from the China Health Surveillance Baseline Survey in 2001 [J]. Contemporary Economic Policy, 2011, 30(1):93 - 112.

Lu RJF, Hsiao WC. Does Universal Health Insurance Make Health Care Unaffordable? Lessons from Taiwan [J]. Health Affairs, 2003, 22(3):77 - 88.

Ma X, Zhang J, Meessen B, Decoster K, Tang X, Yang Y, Ren X. Social Health Assistance Schemes: The Case of Medical Financial Assistance for the Rural Poor in Four Counties of China [J]. International Journal for Equity in Health, 2011, 10(1):44.

March JG, Olsen JP. The New Institutionalism: Organizational Factors in Political Life [J]. American Political Science Review, 1984, 78(3):734 - 749.

Marshall, T. H. Citizenship and Social Class [M]. London: Heinemann, 1963.

Meessen B, Bloom G. Economic Transition, Institutional Changes and the Health System: Some Lessons from Rural China [J]. Journal of Economic Policy Reform, 2007, 10(3):209 - 231.

Meng Q, Xu L, Zhang Y, Qian J, Cai M, Xin Y, Barber SL. Trends in Access to Health Services and Financial Protection in China between 2003 and 2011: A

Cross-sectional Study [J]. The Lancet, 2012,379(9818):805 - 814.

Meng T, Huang D. Responsive Government: The Diversity and Institutional Performance of Online Political Deliberation Systems [J]. Social Sciences in China, 2019,40(4):148 - 172.

Michel JB, Shen YK, Aiden AP, Veres A Gray MK, Pickett JP, Hoiberg D, Clancy D, Norvig P, Orwant J, Pinker S, Nowak MA, Aiden EL. Quantitative Analysis of Culture Using Millions of Digitized Books [J]. Science, 2010,331(6014):176 - 182.

Mossialos E, Ge Y, Hu J, Wang L. Pharmaceutical Policy in China: Challenges and Opportunities for Reform [M]. Copenhagen: World Health Organization Regional Office for Europe, 2016.

National Health Commission. China Health Statistical Yearbook 2019. [EB/OL]. [2019—09—06]. http://www.nhc.gov.cn/zwgk/tjnj1/ejlist.shtml.

Nguyen HTH, Bales S, Wagstaff A, Dao H. Getting Incentives Right? The Impact of Hospital Capitation Payment in Vietnam [J]. Health Economics, 2017,26(2):263 - 272.

Nordlinger EA, Lowi TJ, Fabbrini S. The Return to the State: Critiques [J]. American Political Science Review, 1988,82(3):875 - 901.

O'Donnell O, van Doorslaer E, Wagstaff A, Lindelow M. Analyzing Health Equity Using Household Survey Data: A Guide to Techniques and Their Implementation [M]. Washington, DC: World Bank, 2008.

Obermann K, Jowett MR, Alcantara MO, Banzon EP, Bodart C. Social Health Insurance in a Developing Country: The Case of the Philippines [J]. Social Science & Medicine, 2006,62(12):3177 - 3185.

Orloff AS, Skocpol T. Why not Equal Protection? Explaining the Politics of Public Social Spending in Britain, 1900—1911, and the United States, 1880s - 1920 [J]. American Sociological Review, 1984,49(6):726 - 750.

Ovadek M, Lampach N, Dyevre A. What's the Talk in Brussels? Leveraging Daily News Coverage to Measure Issue Attention in the European Union [J]. European Union Politics, 2020,21(2):204 - 232.

Pei L, Legge D, Stanton P. Policy Contradictions Limiting Hospital Performance in China [J]. Policy Studies, 2000,21(2):99 - 113.

Qian J. Reallocating Authority in the Chinese Health System: An Institutional Perspective [J]. Journal of Asian Public Policy, 2015,8(1):19 - 35.

Ramesh M, Wu X, He AJ. Health Governance and Healthcare Reforms in China

[J]. Health Policy and Planning, 2014, 29(6): 663 - 672.

Ramesh M, Wu X. Realigning Public and Private Healthcare in Southeast Asia [J]. The Pacific Review, 2008, 21(2): 171 - 187.

Riggs RE, Hanson KF, Heinz M, Hughes BB, Volgy TJ. Behavioralism in the Study of the United Nations [J]. World Politics, 1970, 22(2): 197 - 236.

Shi J, Yao Y, Liu G. Modeling Individual Healthcare Expenditures in China: Evidence to Assist Payment Reform in Public Insurance [J]. Health Economics, 2018, 27(12): 1945 - 1962.

Shi W, Chongsuvivatwong V, Geater A, Zhang J, Zhang H, Brombal D. The Influence of the Rural Health Security Schemes on Health Utilization and Household Impoverishment in Rural China: Data from a Household Survey of Western and Central China [J]. International Journal for Equity in Health, 2010, 9: 7.

Shin JY, Yoon SJ, Ahn HS, Yun YH. Effects of Per - diem Payment on the Duration of Hospitalization and Medical Expenses According to the Palliative Care Demonstration Project in Korea [J]. The International Journal of Health Planning and Management, 2017, 32(2): 206 - 217.

Skocpol T, Amenta E. States and Social Policies [J]. Annual Review of Sociology, 1986, 12(1): 131 - 157.

Somanathan A, Tandon A, Do HL, Hurt KL, Fuenzalida-Puelma HL. Moving Toward Universal Coverage of Social Health Insurance in Vietnam: Assessment and Options [M]. Washington DC: World Bank, 2014.

Sommers BD, Baicker K, Epstein AM. Mortality and Access to Care Among Adults After State Medicaid Expansions [J]. New England Journal of Medicine, 2012, 367(11): 1025 - 1034.

Sommers BD, Blendon RJ, Orav EJ, Epstein AM. Changes in Utilization and Health among Low-income Adults after Medicaid Expansion or Expanded Private Insurance [J]. JAMA Internal Medicine, 2016, 176(10): 1501 - 1509.

Sparrow R, Suryahadi A, Widyanti W. Social Health Insurance for the Poor: Targeting and Impact of Indonesia's Askeskin Programme [J]. Social Science & Medicine, 2013, 96: 264 - 271.

Sun M, Liu J, Zhu J, Leclair Z. Using a Text-as-data Approach to Understand Reform Processes: A Deep Exploration of School Improvement Strategies [J]. Education Evaluation & Policy Analysis, 2019, 41(4): 510 - 536.

Sun X, Sleigh AC, Carmichael GA, Jackson S. Health Payment-induced Poverty under China's New Cooperative Medical Scheme in Rural Shandong [J]. Health Policy and Planning, 2010,25(5):419 - 426.

Sun Y, Wang Z, Zhang B. Residents' Sentiments Towards Electricity Price Policy: Evidence from Text Mining in Social Media [J]. Resources Conservation & Recycling, 2020,160:104903.

Thomann E, van Engen N, Tummers L. The Necessity of Discretion: A Behavioral Evaluation of Bottom-up Implementation Theory [J]. Journal of Public Administration Research and Theory, 2018,28(4):583 - 601.

Truman D. The Implications of Political Behavior Research [M]. Social Science Research Council, 1951.

Tsai W, Dean N. Experimentation under Hierarchy in Local Conditions: Cases of Political Reform in Guangdong and Sichuan [J]. The China Quarterly, 2014, 218:339 - 358.

Tu J, Wang C, Wu S. The Internet Hospital: An Emerging Innovation in China [J]. The Lancet Global Health, 2015,3(8):445 - 446.

Wagstaff A, Lindelow M, Gao J, Xu L, Qian J. Extending Health Insurance to the Rural Population: An Impact Evaluation of China's New Cooperative Medical Scheme [J]. Journal of Health Economics, 2009,28(1):1 - 19.

Wagstaff A, Lindelow M. Can Insurance Increase Financial Risk? The Curious Case of Health Insurance in China [J]. Journal of Health Economics, 2008, 27:990 - 1005.

Wang H, Yip W, Zhang L, Hsiao WC. The Impact of Rural Mutual Health Care on Health Status: Evaluation of A Social Experiment in Rural China [J]. Health Economics, 2009,18(2):65 - 82.

Wang Y, Zhou X. The Year 2020, A Milestone in Breaking the Vicious Cycle of Poverty and Illness in China [J]. Infectious Diseases of Poverty, 2020, 9 (1):11.

Wang Y, Shu Z, Gu J, Sun X, Jing L, Bai J, Li M. Evidence for Capitation Reform in A New Rural Cooperative Medical Scheme in Pudong New Area, Shanghai: A Longitudinal Study [J]. International Journal of Health Planning Management, 2017,32(3):307 - 316.

WHO. The World Health Report 2000. Health Systems: Improving Performance [M]. Geneva, Switzerland: The World Health Organization, 2000.

WHO. The World Health Report 2010. Health Systems Financing: The Path to Universal Coverage [M]. Geneva, Switzerland: The World Health

Organization, 2010.

WHO. World Health Statistics 2018 [M]. Geneva, Switzerland: The World Health Organization, 2000.

Xiao S, Yan H, Shen Y, Dang S, Hemminki E, Wang D, Long Q, Gao J. Utilization of Delivery Care among Rural Women in China: Does the Health Insurance Make a Difference? A Cross-sectional Study [J]. BMC Public Health, 2010,10(1):695 – 701.

Xu K, Evans DB, Kawabata K, Zeramdini R, Klavus J, Murray CJ. Household Catastrophic Health Expenditure: A Multicountry Analysis [J]. The Lancet, 2003,362(9378):111 – 117.

Xu W, van de Ven WP. Purchasing Health Care in China: Competing or Non-Competing Third-party Purchasers? [J] Health policy, 2009, 92(2 – 3):305 – 312.

Yahav I, Shehory O, Schartz D. Comments Mining With TF-IDF the Inherent Bias and Its Removal [J]. IEEE Transactions on Knowledge and Data Engineering, 2019,31(3):437 – 450.

Yan J, Lin HH, Zhao D, Hu Y, Shao R. China's New Policy for Healthcare Cost-Control Based on Global Budget: A Survey of 110 Clinicians in Hospitals [J]. BMC Health Services Research, 2019,19(1):1 – 11.

Yi H, Zhang L, Singer K, Rozelle S, Atlas S. Health Insurance and Catastrophic Illness: A Report on the New Cooperative Medical System in Rural China [J]. Health Economics, 2009,18(2):119 – 127.

Yip W, Fu H, Chen AT, Zhai T, Jian W, Xu R, Chen W. 10 Years of Health-care Reform in China: Progress and Gaps in Universal Health Coverage [J]. The Lancet, 2019,394(10204):1192 – 1204.

Yip W, Hsiao WC. The Chinese Health System at a Crossroads [J]. Health Affairs, 2008,27(2):460 – 468.

Yip W, Powell-Jackson T, Chen W, Hu M, Fe E, Hu M, Hsiao WC. Capitation Combined with Pay-for-performance Improves Antibiotic Prescribing Practices in Rural China [J]. Health Affairs, 2014,33(3):502 – 510.

Yip WC, Hsiao WC. Non-evidence-based Policy: How Effective Is China's New Cooperative Medical Scheme in Reducing Medical Impoverishment? [J] Social Science & Medicine, 2009,68(2):201 – 209.

Yip WC, Hanson K. Purchasing Health Care in China: Experiences, Opportunities and Challenges [J]. Advances in Health Economics and Health

Services Research, 2009,21:197 - 218.

Yip WCM, Hsiao W, Meng QY, Chen W, Sun XM. Realignment of Incentives for Health-care Providers in China [J]. The Lancet, 2010, 375 (9720): 1120 - 1130.

Yip WCM, Hsiao WC, Chen W, Hu SL, Mam J, Maynard A. Early Appraisal of China's Huge and Complex Health-care Reforms [J]. The Lancet, 2012, 379(9818):833 - 842.

You X, Kobayashi Y. The New Cooperative Medical Scheme in China [J]. Health Policy, 2009,91(1):1 - 9.

Yu J, Qiu Y, He Z. Is Universal and Uniform Health Insurance Better for China? Evidence from the Perspective of Supply-induced Demand [J]. Health Economics, Policy and Law, 2020,15(1):56 - 71.

Yu X, Li C, Shi Y, Yu M. Pharmaceutical Supply Chain in China: Current Issues and Implications for Health System Reform [J]. Health Policy, 2010, 97(1):8 - 15.

Yuan B, Jian W, He L, Wang B, Balabanova D. The Role of Health System Governance in Strengthening the Rural Health Insurance System in China [J]. International Journal for Equity in Health, 2017,16(1):44.

Zhang J. The Impact of a Diagnosis-Related Group-based Prospective Payment Experiment: The Experience of Shanghai [J]. Applied Economics Letters, 2010,17(18):1797 - 1803.

Zhang Y. "Promotion Tournament 2.0": Why Local Cadres Expand Health-care Provision in China? [J]. Governance, 2020,33(4):897 - 914.

Zhang L, Cheng X, Tolhurst R, Tang S, Liu X. How Effectively Can the New Cooperative Medical Scheme Reduce Catastrophic Health Expenditure For The Poor And Non-Poor in Rural China? [J] Tropical Medicine and International Health, 2010,15(4):468 - 475.

Zhang Y, Zhu X. Multiple Mechanisms of Policy Diffusion in China [J]. Public Management Review, 2018,21(4):495 - 514.

Zhou Y, Guo Y, Liu Y. Health, Income and Poverty: Evidence from China's Rural Household Survey [J]. International Journal for Equity in Health, 2020, 19(1):36.

Zhou Z, Gao J, Zhou Z, Yang X. Measuring the Benefit Equity in China's Basic Health Insurance Schemes [J]. HealthMED, 2012,6(1):47 - 52.

Zhu X. Dynamics of Central-Local Relations in China's Social Welfare System

〔J〕. Journal of Chinese Governance, 2016,1(2):251 – 268.

Zhu X, Zhao H. Experimentalist Governance with Interactive Central-Local Relations: Making New Pension Policies in China 〔J〕. Policy Studies Journal, 2021,49(1):13 – 36.

Zhu Z, Liang J, Li D, Yu H, Liu G. Hot Topic Detection Based on a Refined TF-IDF Algorithm 〔J〕. IEEE Access, 2019,7:26996 – 27007.

图书在版编目(CIP)数据

大数据驱动的医疗保障政策评估:原理与应用/刘凯著. —上海:上海三联书店,2024.3
ISBN 978 - 7 - 5426 - 8463 - 9

Ⅰ.①大… Ⅱ.①刘… Ⅲ.①医疗保障-政策-评估-中国 Ⅳ.①R197.1

中国国家版本馆 CIP 数据核字(2024)第 075577 号

大数据驱动的医疗保障政策评估:原理与应用

著　者 / 刘　凯

责任编辑 / 郑秀艳
装帧设计 / 一本好书
监　制 / 姚　军
责任校对 / 王凌霄

出版发行 / 上海三联书店
　　　　　(200041)中国上海市静安区威海路 755 号 30 楼
邮　箱 / sdxsanlian@sina.com
联系电话 / 编辑部:021 - 22895517
　　　　　发行部:021 - 22895559
印　刷 / 上海惠敦印务科技有限公司

版　次 / 2024 年 3 月第 1 版
印　次 / 2024 年 3 月第 1 次印刷
开　本 / 890 mm×1240 mm　1/32
字　数 / 180 千字
印　张 / 8.125
书　号 / ISBN 978 - 7 - 5426 - 8463 - 9/C·645
定　价 / 68.00 元

敬启读者,如发现本书有印装质量问题,请与印刷厂联系 021 - 63779028